真的好想忘记

心灵创伤不是你的错

〔美〕 Mary-Catherine McDonald
玛丽凯瑟琳·麦克唐纳 著

李毅 李洋 杨竣尧 黄曼歌 译

Unbroken

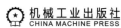
机械工业出版社
CHINA MACHINE PRESS

本书基于作者的治疗实践经验和神经科学专业知识，介绍了心理创伤被多次曲解的发展史；主张心理创伤其实意味着人的力量和健全，而非传统观念中的软弱无能；并且提出应对创伤首先要消除羞耻感；还提供了多种帮助我们疗愈创伤的实用工具。书中的主体章节都包含了一个完整的心理治疗案例以及研究成果介绍，内容涉及创伤后应激障碍、心身问题、亲密关系、丧失亲友、家庭暴力和面对死亡等，尽可能帮助更多的读者走出创伤，重回幸福人生。

图书在版编目（CIP）数据

真的，好想忘记：心灵创伤不是你的错 ／（美）玛丽凯瑟琳·麦克唐纳（MaryCatherine McDonald）著；李毅等译. —北京：机械工业出版社，2023.12
书名原文：Unbroken
ISBN 978-7-111-74222-7

Ⅰ．①真… Ⅱ．①玛… ②李… Ⅲ．①精神疗法－通俗读物
Ⅳ．①R749.055-49

中国国家版本馆 CIP 数据核字（2023）第 214189 号

机械工业出版社（北京市百万庄大街 22 号　邮政编码 100037）
策划编辑：廖　岩　　　　　　　　责任编辑：廖　岩　坚喜斌
责任校对：王乐廷　薄萌钰　韩雪清　　责任印制：邵　敏
三河市宏达印刷有限公司印刷
2024 年 1 月第 1 版第 1 次印刷
145mm×210mm · 6.5 印张 · 1 插页 · 120 千字
标准书号：ISBN 978-7-111-74222-7
定价：55.00 元

电话服务　　　　　　　　网络服务
客服电话：010-88361066　机 工 官 网：www.cmpbook.com
　　　　　010-88379833　机 工 官 博：weibo.com/cmp1952
　　　　　010-68326294　金 书 网：www.golden-book.com
封底无防伪标均为盗版　机工教育服务网：www.cmpedu.com

赞　誉

回忆录、来访者案例、神经科学……《真的，好想忘记》将会彻底改变你对创伤以及如何治愈创伤的理解。没必要再为经历创伤而感到羞耻了，重拾自我，活得出彩。

——马克·爱普斯坦（Mark Epstein）博士

《支离破碎却不散架》（*Going to Pieces without Falling Apart*）和《治疗之禅》（*The Zen of Therapy*）的作者

我们都经历过创伤，它给我们中的大多数人留下了伤疤。通过使用玛丽凯瑟琳·麦克唐纳博士的鲜活、积极、科学严谨的方法，我们能够更好地应对创伤。她的工具箱充满了实用、脚踏实地的建议和方法，可以帮助我们解除创伤带来的羞耻、罪恶感和恐惧的负担。《真的，好想忘记》是一本让我们获取力量、超越过去创伤的必读书。

——艾伦·汉密尔顿（Allan Hamilton）博士

《别忽视上帝的提醒》（*The Scalpel and the Soul*）和即将出版的《大脑纠缠》（*Cerebral Entanglements*）的作者

我称玛丽凯瑟琳·麦克唐纳为创伤界的布琳·布朗。她使创伤去神秘化，帮助我们摆脱羞耻感，这样我们就能完全接受自己的故事、拥抱自己的人性——这是我们现在最需要的东西。

——约翰·金（John Kim），又名"愤怒的治疗师"

《真的，好想忘记》是一本出自新锐哲学天才的引人入胜的新书。

——西蒙·克里奇利（Simon Critchley）

《纽约时报》The Stone 专栏前编辑

作者笔记

关于本书中的故事

本书中的来访者故事是复合的。没有一个故事是单个人的故事。出于保护隐私的考虑，每个故事中都夹杂着其他人的故事。

但这些复合不仅关乎隐私，也关乎陪伴。如果你是或曾经是我的来访者，在这里认出了你的故事，那是因为它是你的故事，但它也不是，我的故事也在其中。我想让你知道，即使在你最孤独、最寂寞的时刻，你也不是一个人。

引　言
我们没有被打垮

治疗疼痛的方法就在疼痛中。

——鲁米（Rumi）（由 Coleman Barks 翻译）

在四年中的大部分时间里，每周四我都坐在我的治疗师的办公室里，向他展示生活黯淡的新证据，就好像我在向他展示周末从海滩上带来的一块海玻璃。

"看，这就是证据。碎片，尖锐而破碎，仅此而已。这就是大海的构成。你能看见吗？"

"是的，我看到了玻璃，我看到了碎片"，他说，"但这真的是全部吗？"

平心而论，我当时正面临诸多的不顺，被各种大大小小的悲剧包围着。我当时 25 岁，随着父母的突然去世，家庭在悲痛的重压下分崩离析。我们卖掉了童年的老房子和父母积攒了 30 年的家当。我们兄弟姐妹六人也都各奔东西，四散在了三个不同的州。

随着时间的推移，这一切变得越来越难以承受。我开始有压迫性的偏头痛、持续的惊恐发作和眩晕发作。生活就像是一连串的噩梦。如果这就是成年后的样子，那么我宁愿不长大。在短短几个月的时间里，好像生活中所有最稳固的锚都被从沙滩上拔了出来，我发现自己完全不知所措，就像在海上漂泊一样。

　　唯一让我感到稳定的事情是工作，所以我一直在工作。我干过很多工作——兼职工作、全职工作、上课、教课。我当过保姆，做过助教，作为承包商设计过课程，还编辑过图书。唯一让我感觉良好的时候是，我可以在一个项目中忘掉自己的处境——最好是一个有紧迫期限的项目。空闲时间意味着我不得不独处一隅，我确信，那样的话，我会沉浸在我的情绪中，沉溺于这片我发现的由玻璃碎片组成的大海。

　　除了通过工作分散注意力，我还有两种应对方法：服用阿普唑仑和做开合跳。理论上，阿普唑仑是一种抗焦虑的药物，但它的半衰期非常短，一旦药效消失，不安感就会涌现，并像吞了根电线一样在你的身体里跳动。一旦发生这种情况，我就会起身开始做开合跳。我那焦躁不安的小脑袋认为，如果我在做开合跳，至少我的心脏会因为某种原因而快速跳动，这总比无缘无故地跳动要好得多。

　　这些应对方法起到了一定的作用，但也有很大的弊端。我并不能经常服用阿普唑仑，而且在很多情况下，疯狂地做开合跳可能会引起别人的注意。如果我在教书时惊恐发作，我该怎么办？在讲课过程中开始做开合跳吗？唯一的选择似乎是过度换气。

因此，我去接受治疗并不是仅仅为了提醒自己生活中不只有纯粹的、绝望无助又糟糕透顶的经历（我非常确定生活即是如此，充斥着不顺），而是因为我的生活方式已经无法维持了。

在一次治疗中，我怯生生地对治疗师说，在感觉糟糕时我会开始躺在地上，我会躺在学生中心、研究生休息室、办公室和家里的地上。我有考虑过在公共交通工具上和在街上这样做，不过我非常确定，一旦我这样做，我的治疗师就会建议我去精神病院。

然而他说："这是一个很好的贴地方法。"

"什么？"

"一种让自己贴近地面的方法，你通过专注于自己的身体和感受地面的平稳使自己平静舒缓下来。你甚至在不知道这个方法的情况下就做到了！看起来你很清楚自己需要什么，也许你应该多相信自己一点。"

事实证明，当你感到不知所措时，躺在地上有助于缓解焦虑和激动。如果你躺在地上，将你的身体充分地与地面接触，注意体会身体与地面相接触的每一个点，你就会开始有意感受到平稳与力量，你会变得更安心、更有临场感。如果你趴在地上并做一些深呼吸，你就会通过迷走神经激活你的副交感神经系统，从而减慢心率，使身体恢复到平静状态。

当时我并不知道这些，我躺在地上仅仅是因为我需要这样做：因为我受到了创伤；因为我头晕目眩，不知所措，试图回想起待在陆地上的感觉；因为一切都变得难以忍受了。不是因为我崩溃、软弱、有缺陷或注定命苦，而是因为我很坚强、很健康、很清醒。即使身处水深火热之中，我那可怜的小身体和我那焦躁不安的小脑袋也知道它们需要什么。

那一天，有些事情发生了变化。我开始了解，寻求应对策略的冲动是一种适应力，这种适应力是与生俱来的。我开始思考，如果我们更多地了解这种本能冲动，用对我们有益的应对策略来储备我们的适应力工具箱，我们当中有多少人可能会痊愈。

如果没有这样一个配备良好应对工具的工具箱，那么我们本应难以长大成人。然而几乎所有人都是这样过来的。我是如何在只有两种应对方法的情况下活到 25 岁的：服用阿普唑仑和做开合跳？为什么我只能意外地发现像躺在地上贴地这样奇妙的应对方法呢？为什么我会对此感到羞耻呢？为什么我们不在学校里教这些应对方法呢？

这并不是因为我们被打垮了，而是因为我们对创伤以及对其本能反应的理解，已经被打垮了。

我在读研究生时就发现了当下的创伤反应机制是多么脆弱。当时，我不仅在学习如何应对自己大大小小的悲剧，还在研究创伤及其在身份心理学这一更大问题中所造成的影响。当我走进创伤研究历史的"兔子洞"[⊖]时，我很快发现，心理学领域仍然陷于一场关于哪些事情属于创伤的论战。难怪我在没有任何应对机制的情况下活到了 25 岁！心理学领域甚至连创伤是什么都搞不清楚，更不用说人们如何应对创伤并在做出反应后治愈创伤了。

我最初对于身份的研究后来成了关于创伤反应的心理学和神经生物学的跨学科博士论文，但我不希望我所学的一切都被锁在象牙塔里。因此，在写论文的同时，我还取得了生活教练从业资格，并开始了兼职练习。我想尽可能多地告诉人们在传统的治疗过程中无法学到的东西：他们的大脑和身体正在拼命地维持他们的生命；他们不必为受到创伤而感到羞耻；他们所面临的症状是有意义的，是可以解决的；我们可以使用一些工具来研究如何共同应对这些症状。我感觉我有义务帮助那些像我一样在努力斗争的人。

在过去的十年里，我给形形色色的人当过生活教练：退伍军人；现场急救人员；急诊室和重症监护室的医生；遭受性侵、乱伦以及儿童虐待与忽视的受害者；曾经被监禁的人；帮派成员；因谋杀而失去亲人的人；身患绝症的人；长期处于痛苦中的人；试图处理复杂悲伤情绪的人；以及在失恋、离婚、换工作和创伤性损失中挣扎的人。虽然他们的故事正如你所想象的那样多种多

⊖ 出自《爱丽丝梦游仙境》，意为进入另一个世界的入口。此处用来引申和比喻"未知、不确定的世界"，通俗地讲，指"无底洞"。——译者注

样，但他们的共同之处在于，他们都渴望了解如何重拾自我、重建人际关系以及重新融入破碎不堪的世界。

我对这本书有两个期望。第一个期望是用 150 年研究的成果来让大家重新认识与了解创伤。正如我于第一章中所解释的那样，研究表明，我们先前以及当今对创伤都存在较大的误解。心理学界以及社会曾经认为，创伤反应即病症、缺陷与功能障碍，现在我们知道它是身体对威胁的本能反应，代表着自身机能和力量。第二章至第七章中，我们将更仔细地观察创伤反应中那些容易被忽视或误解的地方。如果你在生活中经历过创伤，在我的来访者的故事中看到了自己的影子，那么这将帮助你在不感到羞耻的情况下认识创伤并与其建立联系。

第二个期望是希望大家用科学的应对工具来武装自己，从而帮助大家处理创伤经历留下的问题。我希望大家拥有一个全套的应对工具箱，而不仅仅有服用阿普唑仑和做开合跳这样本能的应对措施。我想让大家知道如何以及何时使用这些工具。你可以去买一流的工具，但如果你连怎么使用它们都不知道，你怎么可能建造出好东西呢？你会在第二章至第七章末尾处找到这些工具。

当涉及创伤后的愈合以及创伤后遗症的应对时，哪怕是一点点的小进步也是可喜的，我们需要学着去直面并且了解它们。人类最伟大的特质之一是可塑性，我们生而会适应，但我们有时也会忘记自己还可以重新适应。当我们的应对机制变得不再健康或不再适合我们时，我们可以选择新的机制，但要做到这一点，我们必须愿意并准备好认识与满足我们不断变化的需求。只有当我们把症状和行为暴露在阳光底下，不感到羞耻，我们才能对它们采取措施。

如果你正在与创伤后遗症做斗争，这本书将帮助你摆脱羞耻感，以便理解并与你的强大神经生物活动合作。这种强大的神经生物活动曾让你存活下来，但现在却成为你的阻碍。它还将教你如何利用自己的生物自主反应更好地掌控自己的身体与生活。

如果你正试图帮助其他正在与创伤后遗症做斗争的人，本书将帮助你更好地了解他们。这将使你有可能预见他们的创伤反应，而不是将其个人化，并帮助他们掌握更多可持续、有联系的应对方式。

无论你是谁，我希望你首先明白，创伤并不等于崩溃，那只是一个错误观点、一个谬论，创伤经历使我们崩溃这一观点是建立在羞耻心与伪科学基础上的。我们的创伤经历所揭示的是，尽管我们可能被压弯了腰、受伤或受挫，但我们不会被打垮。事实上，我们是打不垮的。

目　　录

第一章

修正我们对创伤的理解

——用科学清除羞耻心

> 创伤没有明确的边界。创伤会出血，从伤口涌出，流向各处。
>
> ——莱斯莉·贾米森（Leslie Jamison）

忘记现在你自认为了解的关于创伤的一切，因为其中大部分来自过时的定义、匮乏的社会理解以及被新技术推翻的旧科学，且通常是根据所发生的袭击、自然灾害、严重的事故或疾病、战争或损失来思考创伤的。

换一种思考方式，如果我们根据经历引起的反应来思考创伤，那么会怎样呢？

当某件事情使神经系统不堪重负，足以导致我们启动应急机制时，它就会造成潜在的创伤。这些机制确确实实救了我们的命，但要做到这一点，它们会从我们的一些其他系统中汲取能量和资源，包括那些帮助我们定位自己和组织记忆的系统。

大多数时候，当我们启动应急机制时，它们很快就会被切换回来，我们的神经系统就会恢复正常功能。但有时，我们很难找到关闭应急系统的开关，而它却一直开着，长期激活的应急系统会欺骗我们，使我们认为自己一直处于危险之中，而原本孤立的事件变成了一个永无止境的反馈循环，我们的神经系统开始把几乎所有的事情都当成危险，这从根本上改变了我们对自己身体和世界的感受。

当这种情况发生时，我们需要有人为我们提供一个安全的避风港来消化和感受，帮助我们重新训练我们的系统。当这种相关过程不能（或根本没有）发生时，原本潜在的创伤就会变成持久的创伤。

听起来很简单，也很合乎逻辑，对吧？为了防止潜在的创伤变成持久的创伤，我们只需要找到一个人（或多人），帮助我们在短期内处理应对，并在长期内重置我们的系统即可。那么难点在哪里呢？

影响每个人的因素可能是多样而个性化的，但作为一名创伤研究者，我可以指出影响所有人的一个重要共性因素：羞耻心。

我们已经被灌输了一个巨大的社会性谎言，即在经历创伤事件后继续承受痛苦是应该感到羞耻的事情，我们被告知，创伤后的痛苦应该独自承受，毕竟这是软弱的表现，代表着严重而顽固的性格缺陷。如果你不能以一种不自觉的、毫不费力的、出色的、让他人感到舒适的适应力来应对创伤，那么你就失败了，你就成了一个失败者。

遗憾的是，这种谎言由来已久，根源在于临床心理学史对于创伤的研究一直就是在这种基调下发展的。

创伤研究的历史

创伤研究的历史可以分为五个阶段，我们现在正处于其中一个阶段。我保证不会赘述不必要的历史细节来烦你，但一些关键的时刻体现了我们今天理解和看待创伤的重要方式。纵观迄今为止我们对创伤研究的了解，可以看到它如何以有害的方式塑造了我们目前的理解，当我们评估和更新目前对创伤的理解时，这些知识至关重要。

第一阶段

第一阶段发生在古埃及，女性出现抑郁情绪和无法诊断的身体异常被称为"癔症"，并被认为是"子宫游离移位"所致，治疗方法旨在将子宫"移回"原处。医学实践的奠基人和希波克拉底誓言的命名人——希波克拉底（Hippocrates）认为，诸如焦虑、震颤、抽搐和瘫痪等癔症症状可以追溯到性无能。因此，治疗方法便是性活动，其被认为可以使女性及其子宫功能恢复正常。

　　尽管这看似荒谬，但值得注意的是，在缺乏现代医学技术的情况下，古代的诊断和治疗几乎完全建立在假设的基础上。此外，尽管关于癔症起源的想法最终被证明是错误的，但古埃及人也有很多正确的医疗观点。即使没有现代技术，他们也成功地治疗了骨折、牙齿问题以及许多其他疼痛和疾病。

　　后来的文化对于禁欲或者更多的性活动哪个是更好的治疗方法进行了争论，但这种症状群起源于女性生殖器官功能障碍的观点在很长一段时间内并未改变。

　　精神病学界一直未能找到一种可持续的、成功的治疗癔症的方法，其被认为是最难治疗的精神疾病，患有癔症的女性曾被送进疯人院，遭受忽视或被折磨。

第二阶段

　　创伤研究历史上的第二个关键阶段发生在 19 世纪末的西欧，当时一群有影响力的心理学家开始关注女性癔症这一难以解决的问题，让-马丁·沙可（Jean-Martin Charcot）、西格蒙德·弗洛伊德（Sigmund Freud）、约瑟夫·布洛伊尔（Josef Breuer）和皮埃尔·让内（Pierre Janet）都将大部分时间花在了癔症患者身上，他们在了解癔症患者的病因方面取得了一些初步进展。

　　19 世纪 60 年代中期，沙可通过他著名的"周二晚间讲座"引发了人们对于这一问题的关注，这些讲座吸引了大批观众前来观看癔症女性在舞台上"表演"她们的症状。

1895 年，弗洛伊德和布洛伊尔合著的《癔症研究》一书出版了，他们认为导致癔症的原因是过去的创伤。尽管弗洛伊德和布洛伊尔是心理学史上颇有争议的人物，但他们在创伤研究中取得的突破仍然影响着我们今天对创伤的理解。弗洛伊德和布洛伊尔在偶然情况下发现，患者无法治疗的症状总是可以追溯到一个过于情绪化而无法在当时处理的诱发事件。他们认为，由于极端的情绪反应，癔症患者无法处理令人不安的事件，这些事件以某种方式卡在了精神深处并引起了慢性症状。他们期望，如果能够帮助患者处理最初的事件，并分担一些难以忍受的情绪，那么症状就会消失。我们现在或许认为这种想法是理所当然的，但在当时，让大家相信某种事件会破坏大脑中的记录和处理系统并导致慢性精神健康问题是一种激进的理论。

让内与弗洛伊德和布洛伊尔的研究结论殊途同归。他是第一个将解离理论与创伤记忆联系起来的人，这种联系解释了为什么癔症患者经常会经历意识改变的状态，使他们感觉自己好像"离开了房间"。与弗洛伊德和布洛伊尔一样，让内推测，强烈的情绪会影响大脑处理事件的能力，并导致大脑产生一种不同的记忆，这种记忆是一种躯体的（身体的）记忆，而不是认知的（心理的）记忆，并表现在梦境、亢奋状态和闪回中。

如果创伤研究的历史能够像 19 世纪末那样卓有成效地继续

发展下去，那么它现在可能已经取得了巨大的进展。遗憾的是，它几乎在开始的同时就结束了。

沙可的工作开始受到审查，因为有人认为他周二晚上讲座的参与者是在演戏，而不是真正的癔症症状；让内和弗洛伊德也陷入了争斗，让内指责弗洛伊德剽窃了他在癔症方面的研究成果，作为回应，让内将重心转移到发展更全面的心灵理论上。与此同时，弗洛伊德和布洛伊尔在治疗中途放弃了他们的患者，并否定了自己的工作——不是因为他们的理论是错误的，而是因为它是正确的。他们开始意识到，他们所有的患者都面临来自同一创伤压力源的创伤：性虐待。问题是，许多患者的父母都处于一张社交关系网中，他们在社会上享有很高的地位。弗洛伊德和布洛伊尔没有准备好应对似乎是同龄人和上流社会中流行性侵的问题，放弃自己的理论和患者比为他们辩护容易得多。

但弗洛伊德和布洛伊尔并没有放弃他们的方法，《癔症研究》中的一些核心观点，如最著名的"谈话疗法"，仍然是他们后来的工作以及当今精神分析理论和实践的支柱。

尽管沙可、弗洛伊德、布洛伊尔和让内逐渐认识到癔症可能并非起源于子宫，或者与缺乏或过度的性活动无关，但癔症仍被视为专门困扰女性的疾病。因此，在这一阶段，"创伤"一词开始与"虚弱"或"功能障碍"等词以及这些词所包含的概念纠缠在一起，受到创伤就是软弱和女性化，即是受害者。但正如我们将看到的那样，创伤只影响女性和弱者的这一观念在社会上是有问题的，是一种污名化，而创伤是软弱的象征这一观点在科学乃至神经生物学上都是完全错误的。

第三阶段

当心理学领域最终不得不承认创伤对男性和女性都会产生影响的时候，便进入了第三个关键阶段。第一次世界大战后，当时回国的士兵尽管没有子宫，但是开始出现癔症症状。这些士兵受意识改变、情绪失控、瘫痪、失忆和缄默等症状的困扰，这迫使人们重新开始讨论这些症状，毕竟有太多因癔症而痛苦的士兵，这个问题已经不能被忽视了。

起初，理论认为这些症状仍然基于生理学，只是不在子宫内。这一次，假说则认为是反复暴露在爆炸的炮弹中造成了脑震荡，进而导致一种脑损伤，这就是"炮弹休克"一词的由来：爆震声等同于脑震荡等同于炮弹休克。

这一理论很快被否定，因为许多患有"炮弹休克"的士兵并没有接触过爆炸的炮弹。由于没有明确的生理病因，也无法理解为什么一些人从战场上回来后会改变，而另一些则没有，因此人们将病因归结到受到创伤的士兵的性格上。

患上"炮弹休克"就是失败。这种失败是性别化的；对战争产生情感反应意味着士兵作为一个男人已经失败了。这意味着他虚弱、破碎、无力、有罪、不够格，比女性和癔症患者更差。作为一名军人，要想取得成功，要么彻底摆脱这种命运（这是最好的选择），要么通过摆脱这些女性的邪恶，恢复原始的和真正的男性力量来治愈疾病，这种偏见导致了使用羞辱和暴力的治疗方法，使士兵从"女性"状态中挣脱出来，重新成为英勇的男子汉。

尽管受到创伤不再意味着是"子宫移位"的问题，但在大多数人的观念里，它仍然意味着一个人是软弱的。与创伤研究的第一阶段一样，这个阶段随着心理学理论无法捕捉到症状的复杂性而衰落，最终结束了。

第四阶段

创伤研究历史上的第四个关键阶段发生在弗洛伊德等人之后近100年。在这一阶段，心理学界终于认识到，困扰女性的癔症和困扰士兵的战争创伤是同一种东西，这一新认识的产生源于两件独立而又同时发生的事情。首先，越南战争结束后，研究人员再次开始密切关注退伍军人的战后创伤（自第一次世界大战以来，每场战争都会出现创伤研究的高峰）；其次，在20世纪70年代、80年代和90年代，对性侵犯、性骚扰和家庭暴力的研究也有所增加。临床医生终于意识到，创伤经历并不是性别化的，而是会对任何人的心理产生影响，换言之，该症状并非女性或军人所独有。最终，创伤后应激反应（post-traumatic stress，PTS）一词于 1980 年被纳入临床心理学精神障碍百科全书《精神障碍诊断与统计手册》（第 3 版）（*The Diagnostic and Statistical Manual of Mental Disorders, third edition*, DSM-III）。

这一阶段在 20 世纪 90 年代初戛然而止，当时一系列研究表明，治疗师正在其来访者的思想中植入虚假的创伤记忆。整个社会都在怀疑创伤研究领域（的真实性），以至于在我选择创伤作为我的博士研究方向时，我的教授警告我不要研究已经被证明是假的东西。

重复出现的模式

在这四个阶段中的每一个阶段，我们都可以看到一种摇摆不定的模式：先是产生对创伤的关注、深入的研究、新的合理性，然后突然转变。在创伤研究的历史上，许多重要人物都注意到了这一模式，并为之惋惜。艾布拉姆·卡迪纳（Abram Kardiner）和赫伯特·斯皮格尔（Herbert Spiegel）是第二次世界大战后创伤理论的先驱，他们感叹创伤"不能被持续研究，而只限于周期性的努力，这种努力不能说是非常勤奋的。"[1] 女权主义创伤理论家朱迪思·赫尔曼（Judith Herman）称创伤研究为"断片式失忆症"。[2] 退伍军人兼战地记者大卫·莫里斯（David Morris）称创伤研究领域"非常混乱"，就像"州博览会上的拱廊……不同群体之间几乎没有重叠，更不用说连贯性了"。[3]

这并不是因为对创伤的研究缺乏兴趣，不受欢迎，也不是因为有一段时间没有发生创伤，而是正如赫尔曼所说，"这个主题引发了如此激烈的争论，以至于它成了周期性的诅咒（anathema）"。[4] "anathema"一词源于希腊语"代表毁灭的物体"。研究本身似乎成了一种破坏力，威胁着我们对自己、对社会或对人类生活方式的看法。我们面向对创伤的研究，当这样做迫使我们面对自己和世界中不舒服的方面时，就转身离开。每当我们放弃对创伤的研究时，我们就将那些遭受创伤的人贬到精神病院的角落里——无论是字面意义上的，还是比喻意义上的，或者二者兼而有之。

我们的现状

我认为，我们目前正处于创伤研究的第五个关键阶段。脑成像技术的问世，使我们能够看到血液在不同情况下流入大脑的不同结构，这意味着我们再也不能忽视不堪重负的经历是如何在我们的神经系统中留下印记的。此外，一系列事件诸如政治纷争、新冠疫情的暴发以及公众对精神疾病讨论的显著增加使创伤这一概念再次成为我们集体意识的焦点。我们谈论创伤的次数比过去多得多，这是一件好事，意味着我们开始认识到创伤是真实的、正当的，这使得需要帮助的人更有可能获得帮助。然而，目前公认的临床定义还跟不上我们在神经科学和心理学领域所取得的进展，这是一个大问题，因为社会对创伤的理解来自临床心理学领域。

任何人在网上搜索创伤或创伤后应激障碍（post-traumatic stress disorder，PTSD），都会得到《精神障碍诊断与统计手册》（DSM）的定义，DSM 现在已经是第 5 版了（DSM-V），这些定义决定了我们看待和谈论创伤的方式。

DSM 被戏称为"临床圣经"，因为每个人都将其作为参考。大家对其内容的解释也是争论不休，有时这些争论太激烈了，以至于形成了派系，使工作难以正常开展。

DSM 的初衷是为临床医生和研究人员提供参考指南，以便他们追踪数据和注重趋势。例如，重度抑郁症是否在社会经济衰退的地区更为常见？精神分裂症的发病年龄是否固定？广泛性焦虑症与药物使用障碍合并的频率如何？

DSM 之所以能够占据如此重要的地位，是因为精神障碍的分类方法使得医疗保险公司可以很容易地决定承保谁以及承保多久。例如，基于生物学的精神疾病，如躁郁症或精神分裂症，保险公司可以将其视作身体疾病，并给予相应的赔付；另外，人格障碍目前被认为在很大程度上是由于环境而非生物因素造成的，其承保范围将有所不同（或根本不承保）。

DSM 每隔几年就会根据研究进展进行修订，这意味着其中的诊断类别在某种程度上是一个不固定的目标，这只会增加诊断的复杂性。

虽然 DSM 被广泛使用，但由于讨论得不够深入，以至于它不能被广泛理解或与恰当的实际情况相结合。事实上，DSM 的大部分内容都可以在互联网上免费获得，这让人喜忧参半。心理健康资源的获取既困难又昂贵，当然，我们如何利用这些资源十分重要。我们可能会受到诱惑，使用一种不合适的工具来诊断自己和他人，而我们并没有接受过使用这种工具的培训。临床语言可能被用来迎合社会趋势。例如，你可能会注意到，突然间你最好的朋友约会过的每个人都是"自恋者"，或者你母亲的邻居都是"反社会者"。DSM 在未经训练的人手中就像电锯一样危险。

虽然了解普遍存在的性格特征和精神障碍是了解自己和周围人的一个重要起点，但这并不是详尽无遗的。打个关于园艺的比方，为了种出一个欣欣向荣的花园，你可以从一包种子开始，你也需要知道它们需要多少水和阳光，如果仅凭猜测，那么你可能会在可怜的植物生根发芽前就将其扼杀。

DSM 不包含的另一件事情是关于诊断集群随时间演化的方式和原因的任何历史信息。当涉及创伤的定义时，这种历史信息尤为重要，因为我们一直使用的定义基本上是错误的，并且在临床上和在社会上都造成了极大的负面影响。

目前 DSM 关于创伤后应激障碍的条目规定，患者必须暴露于创伤应激源才能被诊断。从表面上看，这是有道理的。如果一个人没有经历过创伤，那么他患上与创伤有关的疾病的概率就很小。然而，该版本的 DSM 并没有简单地规定一个人必须经历过创伤，而是明确规定了三种情况属于创伤：①死亡经历或威胁；②严重伤害经历或威胁；③性暴力经历或威胁。

三件事，居然只有三件事可能造成创伤。

你可能认为这不算什么，因为这只是临床心理学界的观点。但是你错了，原因有二。

首先，即使在临床心理学中这也是一个问题。如果你所遭受的创伤不符合这些标准，而你的临床医生又从字面上理解 DSM 的定义（很多人，但并非所有人都是这样），那么你就会被诊断为创伤以外的疾病并接受相应的治疗，这种治疗可能会产生有益的效果，就像经过改良的止血带可能会暂时挽救你的肢体或生命一样。

其次，临床分类也成了一个问题，因为它们并不局限于临床领域。临床主张和观点通过媒体走向社会，其方式之多难以计数，渗透到我们看待和谈论创伤的方式中。此外，即使你从未在新闻或任何社交媒体平台上看到过 PTSD 或创伤的报道，当你上网搜索 "PTSD" 时，DSM 的这套标准——这三种可能造成创伤的事物，也会首先呈现在你的面前，而这仅仅是我们看到临床心理学和社会之间重叠的最直接方式。

之所以没有进一步扩大该列表，是因为存在一个非常现实且合理的担忧：如果我们将定义扩展得过于宽泛，就有可能将创伤一词的概念延伸得毫无意义。如果任何事情都有可能造成创伤，那么创伤就会变成人类生活中微不足道的一个方面，不再值得任何研究或学习。这才是一个真正的风险。

有一次，我在星巴克听到一位女士感叹，店里的南瓜香料糖浆卖完了，这对她来说是"深深的创伤"；我的学生也曾笑着告诉我，化学考试和食堂难吃的食物都给他们造成了"创伤"；有一次，一位男士听说我研究心理创伤后，在一次聚会上向我讲述了一个故事——在一次危急情况发生时，他的妻子提醒了他，然而却忘了叫他宠物的名字，于是他选择整整四天不理她，以此作为报复。他显然希望得到我的认可，睁大眼睛假惺惺地解释说："你知道吗，她忘了我喜欢宠物的名字，这难道不是一种创伤吗？"

可能并不是这样的，朋友。

将创伤的定义歪曲和延伸，并不能满足我们那些想让自己看上去正当、为我们不良的行为做解释以及逃避的愿望。我们需要找到一种定义，既能解释可能成为创伤的事情，又不会让其变得毫无意义。

如何做到这一点？我们将在第八章讨论这个问题，但你现在需要知道的是：尽管临床心理学界对创伤的临床定义存在争论，但你的身体、心灵和情绪内部并不存在争论。如果你处于创伤反应中，无论 DSM、临床医生、保险公司或社会怎么说，这就意味着在你的身上发生了创伤，你的身体、精神和情绪都在告诉你，你需要多加注意。我们所忽略的（以及创伤研究的历史在某种意义上所掩盖的）是，创伤反应系统是人体生物学的一个必要组成部分。

创伤反应的神经生物学：入门指南

使创伤经历如此持久和具有破坏性的原因之一是将羞耻感错误地等同于创伤后留下的痕迹。有些人认为创伤后的痛苦是可耻的，这种想法建立在伪科学的基础之上，并且其认为情绪与生物学是分离的。其实不然，创伤研究历史的第五个阶段所取得的成就之一，就是认识到情绪是生物事件，而构成创伤后应激障碍的一系列症状就像骨折一样对人体来说是真实的。

第二章至第七章中的每个故事都将解释创伤反应是如何在我们的身体中运转并发挥作用的，因此我想从大脑的入门知识开始，让你从一个外行的角度来理解一些事情，以说明创伤经历对我们的大脑和身体的影响。

值得注意的是，神经科学是一个极其复杂和飞速发展的研究领域，研究工作每天都在发生变化。我在这里所阐述的并不能涵盖我们所知道的全部内容，也不能包括围绕其中某些概念存在的各种争论。因此，如果你恰好是一位神经科学家，那么只需知道我已经深刻明白了其复杂性，然后你就可以直接跳到第二章了。

要想了解创伤反应，我们需要了解大脑和身体的五个部分：

- 前额叶皮层；
- 杏仁核；
- 海马体；
- 下丘脑；
- 交感和副交感神经系统。

我喜欢将前额叶皮层看作大脑的执行助理，就像《钢铁侠》中的小辣椒（Pepper Potts）一样，理性而机智，经常审慎而缜密地应对冲动与欠考虑的想法和主意，从而力挽狂澜。前额叶皮层位于大脑的前部，眼睛后方。它非常聪明且有组织性，负责理性思考、决策、工作记忆（完成当下任务所需的记忆，如根据烹饪书制作菜肴）以及语言识别和处理。这部分大脑的神经连接发育较晚，因此婴幼儿还不能很好地使用它。

杏仁核位于大脑中央，比核桃稍大，对情绪、情绪行为和动机的调节至关重要。虽然情绪的神经生物学非常复杂，我们无法在此深入探讨，但最重要的是了解杏仁核能够记录恐惧和威胁。当动物或人类缺少杏仁核时，就无法感受到恐惧。你可以把它想象成厨房天花板上的烟雾报警器，它的主要作用是在你遇到危险时发出警报。这部分大脑发育较早，但并不复杂，它简单地记录威胁，如果前额叶皮层在线，大脑的这两个部分可以一起判断威胁是实际存在的还是认为存在的。

海马体位于大脑后部，是形成和长期储存记忆的必要器官，没有它，学习与记忆就无从谈起。我喜欢把海马体比作一个档案室，它有整齐划一的文件柜，将我们的长期记忆整理成文件夹。每个记忆文件夹都由三个部分组成：事件叙述、与之相关的情感内容以及一系列含义（按时间顺序排列的个人含义和情感含义）。这个档案系统使我们能够寻找记忆，谈论并感受其中的情感内容，然后相对轻松地将它们收起来。

下丘脑位于脑干的正上方，通过自主神经系统（autonomic nervous system，ANS）监督大脑和身体之间的信息传递。你可以将自主神经系统想象成提线木偶，下丘脑则是牵线的木偶师，这些线与你体内所有的非自主功能相连，如心率、消化、呼吸频率和血压。下丘脑的功能是复杂的，但主要需要了解的是：它的工作是切换你在是否存在威胁情况下的行为表现，以此来维持你的生命。

要想真正了解下丘脑的作用，我们需要简单了解一下神经系统。我们可以将神经系统当作一个控制面板，帮助身体的不同系统和部位进行交流。ANS 是控制面板的一部分，负责内脏器官的功能，它通过在交感和副交感神经分支之间切换，上调或下调我们的血压、心率和其他非自主过程，交感和副交感神经分支则由下丘脑开启或关闭。在受到威胁时，下丘脑打开开关，交感神经系统激活，使我们的血压上升、心率和呼吸频率等加快；当威胁消减时，下丘脑将开关拨回，副交感神经系统开始工作，使我们的血压下降、心率减缓、呼吸减慢。

如果将你的大脑比作一个电子游戏，那么游戏的目标便是保持内稳态，这意味着整个大脑皮层（大脑的外层，有着令人毛骨悚然的灰色褶皱）的血流量和电活动都是相等的。在这种状态下，所有的系统都处于在线状态，并能够获得适量的能量以正常运行。大脑不断接收来自外部世界和身体内部的数据，并相应地调节血流量和电活动。当意外发生时，你的大脑会做出一系列自动反应，以确保你能够存活下来，它会启动"战斗""逃跑"或"僵住不动"机制，帮助你在极度紧张和危险的时刻存活下来：当你被逼到墙角，但感觉自己可以对付敌人时，你就会战斗；当你被对抗不了的东西追赶时，你就会逃跑；当你被困在一个既不能战斗也不能逃跑的环境中时，你就会僵住不动。

这些机制是生物进化的结果，它们是我们的保护伞，根植于我们的生存意志，帮助我们应对和适应这个我们所掌控不了的世界；它们有时也很难重新获得控制，并可能造成持久和严重的症状。但所有这些机制都是为了在我们不堪重负时拉我们一把，当我们理解了这一点，我们就能明白，将羞耻感与创伤反应联系在一起是多么不必要和无益。

放下羞耻心

对于治疗来说，了解创伤事件发生时与回忆时的基本生物脚本至关重要。对于根植于生物学中的东西，你很难感受到巨大的羞耻感。如果在约会时偏头痛，你可能会感到非常恼火、不便甚至尴尬，你可能会想，过早地暴露自己身体的毛病是否会让约会对象觉得你太难伺候了，从而不愿意再与你约会。这些都不是令人愉快的，但也不会让人崩溃。在某些时候，即便非常担忧，你也会明白偏头痛只是神经生物学的一部分。

接受和应对巨大创伤事件的方式也是我们神经生物学的一部分，而不是它的缺陷。这样的方式就像一个奇迹，可以救你一命，这是力量和适应力的证明，而不是软弱的象征。

请记住这一点，这很重要：创伤反应源于力量而非软弱。

创伤反应是我们生存的必要条件，没有它，我们将不复存在，它根植于力量和人类生存的动力。因此，当我们因自己和他人遭受创伤而感到羞耻时，就是在因生而为人而感到羞耻。创伤与羞耻感紧密相连，而羞耻具有转移性和高度传染性，我们必须不惜一切代价避免它。因此，我们不是教人们如何应对创伤，而是假装可以避免它们或轻松地挺过创伤。我们不教授应对策略，是因为我们将心理健康视为常态，而将心理疾病视为反常——就好像我们对创伤经历的反应是一种道德缺失。这种羞耻感只会让我们更加难以解决创伤反应所带来的后遗症，诚然，这是一个挑战。我们一次又一次地在自己的道路上受阻。

如果我们能够理解创伤反应的神经生物学知识，就可以在个人和社会层面消除一些羞耻感。我们可以抵制社会上的谎言，即认为在不堪重负的事件发生很久之后还出现创伤反应是软弱、失败或功能障碍的表现。这一点非常重要，因为我们对创伤的错误理解不仅是伪科学，还阻碍了人们治愈创伤。

马尔科姆的搏击俱乐部
——当创伤颠覆我们的世界观时

故事连接着过去与未来；当夜深人静、怅然若失时，它会唤起你的初心；当时光流逝、记忆模糊时，它会永存于脑海。

——蒂姆·奥布莱恩（Tim O'Brien）

马尔科姆卧室里的灯光非常昏暗，让人感觉像是我在采访证人保护计划中的某个人一样。在我们视频通话的过程中，他三番五次地问我这次谈话是否真的保密。然后大约一周后，他又通过电子邮件确认了一遍。

马尔科姆的语速又急又快，他解释说，来找我是因为听说我也许能帮助他治愈战斗创伤。他安抚我说他很好，真的已经恢复得很好了，已经完全控制住了，这根本不是问题。但他的妻子刚刚离开了他，她对整件事持不同的看法。

我开始怀疑这些安抚是说给他听还是说给我听的，因为他出口的每一句话都不像是真的。

在长期的伊拉克战争和阿富汗战争中，马尔科姆几经周折。

现在，他的军旅生涯已经结束，这段经历却给他带来了一些持久的影响。在 20 分钟左右的时间里，他列举了一系列他所见过和经历过的令人反胃的事情，我能感觉到，随着时间的推移，他的情绪越来越激动。最后，他更加疯狂地说到，他真的不再感到痛苦了，不做噩梦了，也不再打算自杀，只会在晚上绕着房子走一圈。"这样好多了，对不对？我没事了，对吧？我很好，没事了。我们刚才说什么来着？"

我想这些话是为了同时安慰马尔科姆和我。马尔科姆需要安慰和支持，因为他面临的问题非常严重和复杂。他在战争中探寻的是关于生命和人类生存的一系列基本真理，而大多数人终其一生都在试图不去思考这些真理：生命是一场充满不可预知和无法控制的恐惧之旅，我们都是脆弱的存在。我们的道德结构并非固有的，而是被社会、文化和个人经验塑造。然而，这些结构有时会崩溃，暴露人性中更深层次的弱点和缺陷。

马尔科姆告诉我，他在部队中与他的战友们情同手足，这种关系超出了他原本的预期。然而，他也目睹了他们一个个死去，这些死亡方式常常令人不忍直视，甚至让昆汀·塔伦蒂诺（Quentin Tarantino）这样的导演都不敢轻易地将它们呈现在银屏上。活下来的这一事实对他来说毫无意义。他一直在说，他们都是"在困境中做正确的事"，而大多数人不知道"在困境中做正确的事"是什么感觉。在他的听起来非常客套与千篇一律的话语之中，这句话听起来像是唯一一句真正属于他自己的话。

　　马尔科姆曾与许多事情做斗争：创伤性记忆闪回有时会让他对家人大发雷霆；酗酒会让他丧失一连几个月的记忆；过度警觉会让他无法静坐或入睡。有一次，他半夜用手扯下了自家白色篱笆的一部分，因为这在他看来很可笑，这样的栅栏能有什么保护作用呢？他说"白色尖桩篱笆""你能相信吗？[⊖]该死的美国梦，真该死！"

　　虽然有些事情确实令人心碎，但对他的妻子来说，她的底线是不让马尔科姆加入搏击俱乐部，而他却不能也无法放弃这个俱乐部。所以她不再继续为他治疗新的伤口，毕竟他发誓自己的伤口已经痊愈了。

　　如果一提到"搏击俱乐部"就会想起布拉德·皮特（Brad Pitt）和爱德华·诺顿（Edward Norton）主演的那部电影，那么你就对了。每周有几个晚上，马尔科姆和一群成年男子（大多是退伍军人）在一个秘密地点进行搏击，一直打到有人昏迷为止。马尔科姆一直在自残（其实是其他人在打他，但他们是在他的要求下这么做的），回到家中后，他仍然与自己、妻子还有陌生人处于敌对状态。马尔科姆在经历了搏击俱乐部等事件后，不仅身体上受到了创伤性的打击，而且内心世界和道德观念也受到了严重的伤害。

　　⊖ 白色尖桩篱笆一直是所谓美国梦达成的象征。——译者注

创伤是一种道德伤害

越南战争结束后，临床医生开始注意到，他们忽略了战后创伤的部分含义。不仅仅是战争的经历（包括看到和参与暴行的经历）令人难以承受，生存下来的经历也可能同样如此。因此，1980 年，美国心理学会（American Psychological Association）在 DSM 的创伤后应激障碍条目中增加了一个条款。该条款规定，创伤症状可能包括"对他人未能幸存而感到内疚，或者对生存所需的行为而感到内疚"。[1] 该条款在 DSM 的下一次重新编写中被删除，临床医生开始使用"道德伤害"一词来替代它。

道德伤害的深层理念为，你可能会被"从道德上失败"这一感觉困扰，也可能被"道德结构辜负了你"这一感觉困扰，这种经历便是创伤的一个关键部分。

第二层意义（即当一个人的道德结构无法帮助他应对失败时，他会感到内心受到伤害）适用于任何类型的创伤经历。（无论身体上的创伤还是心理上的创伤，都可能对一个人的道德结构造成影响，从而导致道德伤害。）试想一下：无论你的精神生活和信仰如何，每个人都有一套关于世界运行方式的假设。这些假设各式各样，帮助我们安排和引导这个世界，使其感觉不那么混乱，它们是世界地图的一部分。例如：星期二在星期一之后；在美国，所得税应在 4 月 15 日之前缴纳；吸烟有害健康；咎由自取；每个人在生活中都会得到自己应得的；人终有一死。

你也是在一套符合你特定生活环境的假设下运作的：狗总是吐在地毯上，而不是瓷砖上；收垃圾的人会在周四早上来，并在 5 点 45 分时制造出非常大的噪声；你最年幼的孩子总有一些与众不同的行为或想法，让人感到奇怪或不理解；你的配偶早晨离开家去上班，他们通常会在晚上回家。

这些小小的信念和假设是我们世界地图上的路标，从出生那天起，我们就开始绘制并不断完善这张地图。当我们学到一些重要的知识时，诸如小猫会抓你、火会燃烧等，我们就会在地图上画一个路标。当我们有了足够的地图和路标，可以在世界上航行时，我们就把地图裱起来，挂在墙上。当我们感到迷茫、困惑或茫然时，地图和上面的路标就会为我们指明方向，让我们感到脚踏实地、一切尽在掌握之中。每当世界符合我们的期望时，我们就会感到安心，这意味着我们把路标放在了正确的地方。

但是，当世界不符合我们的期望时，就会出现问题。有一天，当我们的配偶去上班了，到晚饭时还没回来时——事实上是根本没回来，我们精心装裱、精确绘制的地图就从墙上掉了下来，在客厅的地板上摔得粉碎。我们不得不面对这失落感和破碎的地图。

这种破碎就是道德伤害。当道德结构在创伤经历面前崩溃时，世界便完全失去了意义。出问题的不仅仅是一种信念或某个特定的路标，还有整张该死的地图。当这个世界告诉你，并不一定是咎由自取时，你将如何继续前行？虽然我们可能在大多数情况下都是无意识地按照地图行动，但当这些路标失效时，它们在我们生活中的作用就会变得异常明显：它们指引着我们，我们依赖于它们，没有它们，我们就会迷失方向。当它们消失时，我们不得不重新评估它们，并建立新的路标。而大多数的创伤往往都是虚构的——虽说它们是帮助我们驾驭世界的必要因素，但仍然是虚构的。

当马尔科姆毫不犹豫地告诉我关于搏击俱乐部的事情时，我记得我完全愣住了。我强装镇定，想帮助他看清他自己在做什么，以及为什么搏击俱乐部会让他的妻子如此心碎。也许问题不在于她不明白，而是她明白丈夫的心理状态和挣扎的同时，却无法改变或阻止马尔科姆的行为。我想帮助马尔科姆找到另一种发泄肾上腺素的方法，或者另一种放下羞耻感的方法，或者二者兼而有之。

从临床角度看，道德伤害有三个核心临床特征，第一个是自责。在马尔科姆的案例中，他为自己的幸存而自责。虽然没有证据表明他辜负了任何战友，但他发现自己有时会自我怀疑。打自己是一种赎罪的方式，一种理解自己生存意义的方式。如果他活了下来，但却一直遍体鳞伤、鲜血淋漓、疼痛难忍，这样他或许就会感到稍稍平衡一些。

第二个临床特征是无法信任自己或他人。研究者发现，当事件涉及个人责任时，信任的缺失是针对自己的；当事件涉及他人，而他们没有承担责任（或者他们违背了自己的责任）时，信任的缺失就指向了他人。马尔科姆不信任自己，无谓的生存会带来难以置信的负担。"如果我活了下来，而他们却没有，这是否意味着我是出于某种特殊原因才活着的？""如果是这样，我该如何找出该原因，并确保自己不辜负它？""难道这不是我欠他们的吗？"马尔科姆无法相信自己，所以惩罚了自己。只不过，马尔科姆并没有选择深刻忏悔，而是选择在每周三晚上被暴打。

第三个临床特征是精神/生存危机。这一特征可能是最为致命的。当经历了极端的精神或情感创伤，人们可能真的会感到世界观和价值观的崩塌，一切都变得毫无意义。在这种情况下，这个人很难继续前行。如果一切都是没有意义的，那么又有什么关系呢？肉体上的痛苦不仅恢复了世界的某种秩序感和因果关系，还让马尔科姆离死亡更近了一些，这会让他感到欣慰，因为他内心中的一部分认为自己应该死掉。

道德伤害带来的耻辱

道德伤害的第四个特征——耻辱，并没有出现在临床解释中。当你发现世界并不像你所想的那样运转，你对世界如何运转的信念一开始就不准确时，你就会感到耻辱。难道不应该早点意识到自己错误的观点吗？难道不应该预见这一切吗？这就有点像你在厨房里忙碌时，不小心摔碎了你最喜欢的杯子，你的脸上立刻浮现出沮丧和后悔的神情。你本该预料到这一切，本该更加小心谨慎。

只有在这种情况下，马尔科姆才不明白为什么他不是那个杯子。

马尔科姆不仅为仅有自己在战争中幸存而感到内疚，更重要的是他不明白为什么会这样。如果好人有好报，为什么他的战友——那帮"最好的好人"却死了？马尔科姆面对的不仅仅是一个人所做的（或做不到的，或别人做的）行为所带来的内疚或羞耻，他的战争经历让他对整个世界的意义都产生了怀疑。马尔科姆之所以自责，是因为这个世界不合理，因此他无法忍受。他要求别人痛打自己也是因为觉得自己罪有应得，不仅仅是因为他是唯一一个活下来的，还因为他居然没有料到他的世界观被打破了，他应该预见到的，这真丢人！

当我们的意义和道德结构崩溃时，我们会因为当初对它们的依赖而感到耻辱，这就是羞耻感和创伤如此纠缠不清的原因之一。我们为自己曾经寄希望于某些东西而感到耻辱，为自己曾经相信关于这个世界的美丽谎言而感到耻辱，为自己过于依赖自己的错误或幼稚的认知和观念而感到内疚和羞耻。

想象一下，你画了一张你所居住的小镇的地图，然后描绘了一条从你家到杂货店的路径。虽然描绘这条路径仅仅源于自己的生活经验，但你对描绘的这条路径很自信，因为你已经走过了几百次。现在想象一下，你试图只用你自信满满画出的这张地图去杂货店，结果却在森林里迷了路，并没有到达杂货店，这时你会怪谁呢？

告诉退伍军人、性侵犯或儿童虐待的受害者或刚刚遭受创伤的人，所发生的一切并不是他们的错，他们要么会挥挥手让你走开，要么只是坐在那里眨眨眼睛。这不是因为他们不相信你，而是因为你没有抓住重点。创伤经历所揭示的部分内容是关于人类的一个悖论：我们无法预测会发生什么，但我们又必须预测会发生什么，这样才能正常生活。创伤经历所揭示的是，尽管宇宙中可能存在一些规则和一些我们可以依赖的东西，但这些规则大多是由我们创造的，它们并不是无懈可击的。我们绘制的地图有时是错误的，并不符合实际的比例尺。

事实是，有时我们选择羞耻和自责，是因为另一种选择更糟。如果你受到了性侵犯，并认为自己应该为所发生的事情负责，那么你也会认为今后侵犯的防止是你可以控制的。如果这是你的错，那么你就可以防患于未然；如果这不是你的错，那么你就不得不接受，生而为人就是容易受到伤害。如果这不是你的错，那么"咎由自取"的路标就得换成"世界上存在没来由的邪恶"。如果有两种痛苦的药丸可供选择，人们很可能会选择最不痛苦的那一种吞下。虽然羞耻具有腐蚀性，但却是可以遏制的。生活是可怕的，这一教训则不然。

马尔科姆之所以参加搏击俱乐部，是因为他的肾上腺素无处发泄，而且他觉得自己在战斗中的所作所为活该遭受痛苦和羞辱。但他参加搏击俱乐部也是因为他认为，如果他刻意参加战斗，痛苦就不会让人措手不及。他试图预测和处理未来的屈辱，因为他过去并不能做到这一点。

慢慢地，马尔科姆开始释然并真正痊愈了。他搬进了一栋没有白色尖桩篱笆的公寓。他的妻子虽然没有回来，但他们仍然是好友。他觉得她理解了除他之外没有人能够理解的一部分自己。从某种程度上说，她在艰难时刻做了正确的事。并且，他也有了新的女友。

最重要的是，他退出了搏击俱乐部。我们的最后一次谈话是他在去上柔术课的路上从车里打给我的。我们一直在想办法用一些应对方法来取代他的危险方法，而他选择了柔术，这招很管用，因为事情是这样的：生命的意义并不只是存在于我们所赋予的意义上，而是需要我们自己去创造和寻找。即使我们认为生命毫无意义，也不能因此放弃追求自己的目标和价值。如果我们能够停止寻找固有的真理或道德结构，并且自己制定规则并遵循它们，那么我们就能够更加自由地生活。

即使我们的地图掉下墙壁摔成碎片，也不要灰心丧气，因为这只是意味着我们需要重新规划人生的方向并画出新的地图、树立新的世界观。

地图从墙上掉下来摔得粉碎，这并不意味着你的余生注定要流浪和受苦，这仅仅意味着你必须再画一张地图。

启示和工具

大家应该还记得，在第一章中提到，弗洛伊德和布洛伊尔在治疗精神创伤患者时，意外发现了所谓的"谈话疗法"。他们发现，谈论事件，即我们现在所说的"叙述"，可以让患者重新思考这些事件，并将它们抛诸脑后。虽然我们有许多新的治疗创伤的干预措施，但总的来说，"谈话疗法"一直都是心理疗法的支柱。

叙事疗法是一种由患者和治疗师或教练共同合作，以重要事件为中心，对患者的人生故事进行丰富而生动描述的方法。

基于人类心理的结构，叙事是一种强大的工具，我们通过故事的形式组织和理解我们的生活。这些故事构成了个人意识的结构，它们帮助我们理解世界和我们在其中所发挥的作用。换句话说，与我们相关的不仅有发生在我们身上的事情，还有我们就所发生的事情向自己和他人所讲述的故事。

事实总是如此，我们所讲述的所有故事都是如此。

如果你认为自己数学不好，那么在餐馆里你就很难算出小费；如果你认为自己笨手笨脚，那么你就会更容易被鞋带绊倒。反之亦然。告诉自己你是个专家，那么无论你的实际专业水平如何，在别人看来你都会更自信。事实证明，准确性有时不如含义重要。

故事的意义在于其深层内涵。我们可以讲述许多不同的版本，试图抓住其中的内涵。即使是最简单的故事，也能揭示我们对自己和世界所持有的重要信念。

让我们回到你最喜欢的杯子。当你讲述它掉到地上的故事时，你会使用以下哪个版本？

版本 A： 因为我当时太着急了，没有注意到。

版本 B： 因为整个世界都与我作对。

版本 C： 因为我笨手笨脚，总是做这样的事情，所以我不配拥有好东西。

版本 D： 因为昨晚我对哥哥很凶，这或许就是因果报应吧。

上述每个版本都揭示了你所讲述的关于自己和这个世界故事中的一些重要内容。在版本 A 中，你认识到自己的行为是不小心的，而后果就是你的杯子被摔碎了。你对这个世界的态度较为随意，认为这种事情时有发生。在版本 B 中，你认为不该为自己的行为负责，自己只是某种邪恶力量的牺牲品。你对这个世界的态度较为悲观，认为自己只是在做困兽之斗。在版本 C 中，你认为自己要为摔碎杯子负责，但方式过于笼统。你并没有注意到自己在那一刻的鲁莽行为，而是将这件事归咎于自己本身存在缺陷，纠正这一缺陷的唯一方法就是不允许自己拥有美好的事物。这样，当你笨手笨脚弄坏东西时，你就不会那么在意了。在版本 D 中，你间接地承担了责任——不是因为摔碎了杯子，而是因为之前的过失。老天爷一直都在监督着你的行为，并给予相应的惩罚或奖励。

如果说我们自己讲述的关于小事的故事映射出我们对世界和自身的看法，那么想象一下关于重大事件的故事吧：你的妻子离开了你；你年轻健康的狗死了；你无缘无故丢了工作。

当我们的生活中发生了一件似乎毫无理由的事情时，我们就很难讲述它的故事，这就造成了一个问题。如果我们没有记录或表达某个事件或经历，那么这个事件或经历就无法融入我们已有的故事。突然间，你不仅不知道这件事的意义，还不知道自己的意义，你无法将这个故事融入你的故事，因此你将完全无法理解自己。突然间，你的人生故事被改写成一种你完全不会说的语言，而你只剩下一本破旧的袖珍翻译字典，它可以教你如何问洗手间在哪里，却没有"生存恐惧"这一词条。

这就是马尔科姆的处境，他无法理解自己能从战场上活着回来这一事实，所以他无法理解自己的人生，也无法理解整个世界。给他造成创伤的并不是他上了战场，而是他活着回来了。具有讽刺意味的是，他的幸存改变了他的故事，促使他拿自己的婚姻、意识和生命冒险。虽说他是活着离开了战场，但如果他要活着回家，就需要一个不一样的故事。

令人充满希望的是，既然我们是自身经历的作者和叙述者，我们就可以改变自己的故事。当我们改变自己的故事时，我们就改变了生活的世界以及我们生活的方式。

我们该如何做到这一点？这比你想象的要容易得多。你只需摒弃"你的故事只能有一个版本"这种想法即可。

创伤工具：你故事的四个版本

在这个练习中，你需要选择一个正在困扰着你的事件，或者一个你认为可能会阻碍你前进的事件。我将概述这些步骤，然后以马尔科姆的故事为例，说明如何完成这些步骤。

第一步：事实。在排除任何解释性资料的情况下，尽可能简单地写出故事的事实。将自己想象成一个客观的记者或摄像机，简单地叙述自己的所见所闻。

第二步：四种解释。写下对这一事件及其发生原因的四种不同的解释，其中至少有一种（可能不止一种）应是你认为是真实的或担心可能是真实的解释，这些解释应当简练——一两段的长度。你是否相信所有这些解释并不重要，重点在于简单地把它们写下来。

第三步：每种解释的意义。列出你的解释后，写一到两句话，说明每种解释对于你和世界的意义。

第四步：自身视角。完成后，大声朗读每一种解释。记下你读这些故事时的身体感受。这些版本给你带来了焦虑的感觉还是平静的感觉？

下面是马尔科姆在做这个练习时可能会写的内容。

第一步：事实。我应征入伍，并在三年内多次被派往伊拉克和阿富汗。虽然有许多险情，我也失去了许多战友，但我活了下来，回家后一直在挣扎，尤其纠结于这一切的偶然性——只有我活了下来，而许多人没有活下来。

第二步：四种解释。

解释 A：这个世界没有任何道理，我能够活下来只是因为好运气。我应该感到幸运，而不是内疚。

解释 B：这是一个天大的错误，被杀的本应该是我，而不是我的朋友们。我一生的命运就是背负这份罪责，直至死去。

解释 C：我之所以能幸免于难，是因为我还有未完成之事，但我很难弄清那究竟是什么，我辜负了世界对我的期望。

解释 D：这个世界很可能有它的运行规律，但由于人类是渺小的、人类的力量是有限的，我们无法摸清这些规律。这些规律和环境对我来说没有意义，但这并不意味着它们就是完全没有意义的。既然我们无法摸清它们，那么我们能做的就是尽力而为。

第三步：每种解释的意义。

解释 A：在这个版本中，我不为自己的成功或失败负责，这个世界是随机的和混乱的。

解释 B：在这个版本中，我的存在是一个错误。老天爷无所不能，但也会犯错，而我们只能自食其果。

解释 C：在这个版本中，这个世界赋予了我一个重要的角色，然后对这个角色保密，让我负责搞清楚我为什么活着，我的人生应该做些什么，但却没有赋予我这样做的能力。

解释 D：在这个版本中，有这样一种观点，即这个世界中有一种组织力，而我们并不能理解这种力量。既然我们所能做的就是尽我们所能，那么我只需努力以最好的方式生活就行了。

第四步：自身视角。

解释 A：这个版本给我带来了很多焦虑和不安的感觉。我感觉好像没有希望，也没有前进的方向。

解释 B：这个版本让我感到愤怒和沮丧。我感觉生活就像是老天爷开的某种玩笑，让人意志消沉。

解释 C：这个版本会让我感到疲惫和沮丧。不公平的想法和一些疯狂的感觉不断涌现，因为我必须找到一种方法来指引我走上正确的道路。

解释 D：这个版本让我感觉可以长舒一口气，浑身上下都放松了下来。这让我明白，可能存在一种我们无法完全了解的秩序，这种信念让我觉得道路就在眼前，而我必须继续走下去。

这项练习有两个目的，第一个目的是要反复尝试从不同的外部视角来看待这些经历和故事。每当这样做的时候，我们就会向自己传递一个信息：我们试图厘清的事情已经过去了。听到这个信息，即使我们还没有得到某种特定的解释，也能让我们感觉危险正在消退。

第二个目的是增强我们的能力，使我们能够从其他角度看待自己的故事。这有助于我们认识到，虽然世界上有很多事情是我们无法控制的，但是我们能为这些事情赋予意义。

虽然这个练习可以开阔我们的视野，帮助我们看到自己可能还在坚持着一个有害的、限制性的故事，但重要的是要记住，它并不能马上消除那些故事。没关系的，在压力很大或不确定的时刻，旧版本的故事浮现在你的意识中是很正常的。一个念头在脑海中萦绕，并不意味着你需要让它继续存在，正如保险杠上的贴纸所宣称的那样，"不要相信你所想的一切"。

第三章

加布破碎的心

——关于诱因的真相

画家"随身带着自己的身体"……事实上，我们无法想象仅凭头脑该如何作画。画家正是通过将自己的身体借给世界，才将世界变为了画作。

——莫里斯·梅洛—庞蒂（Maurice Merleau-Ponty）

在我对加布进行第一次治疗的 15 分钟后，他开始出现过度换气的症状。他的呼吸急促、浅薄，肩膀上抬得很厉害，一次只能说两三个字，然后就不得不再次呼吸。于是，我打断了他。

"嘿，这听起来有点奇怪，但我们先暂停一下。你能在地上躺一会儿吗？我想和你一起做个快速呼吸的练习。"

加布甚至没有丝毫犹豫，就从椅子上站起来，移开相机，躺在了地上。我对于他的果决并没有感到惊讶，我们 15 分钟前才见过面，但我对他的眼神了如指掌。当你失去了信任自己身体的能力时，对他人的不信任往往是一种奢侈。如果我告诉他倒立会让他感觉不那么焦虑，那么他肯定会在我话音刚落之前就想踢腿倒立。我认得他的这种眼神，因为我也经历过，这是一种无以言状的可怕感觉。

我让加布深吸一口气，注意呼吸的方向。当你躺在地上时，你的呼吸会更自然地进入腹部，从而激活副交感神经系统，这是神经系统中负责平静身体的分支。只需两分钟的腹式呼吸，便能减缓心率，稳定血压。我和他一起呼吸了几分钟，然后一起数数：吸气时数到四，然后屏住呼吸两秒，呼气时数到五。

当他坐回椅子上时，他的表情很放松，眼睛瞪得大大的。

"哇！这可大不一样了。"他说，他把手放在胸前，好像在想这些呼吸的空间是从哪里来的。

"我知道，"我说，"我第一次试的时候也很惊讶。你经常发现自己的呼吸又浅又急吗？"

"不，不是一直，一天大概 15 次吧？我猜大概有一半的时间吧。嗯，也许一直都是。"

现在，加布开始不慌不忙地告诉我他来找我的原因。他的父亲在 43 岁时去世，当时加布只有 10 岁。他的父亲患有心脏病，但没人知道。当时他在客厅突发心脏病，而加布站在门口看到这一切，大吃了一惊。

不止如此，加布还遗传了父亲的心脏病。对一个 10 岁的孩子来说，出生便有一颗不好的心脏是件很难理解的事，因此加布在生活中尽量不去想它，以适应这种情况。这种应对方法非常奏效，直到加布在 27 岁时心脏病发作，之后，他心脏的问题变得越来越严重，已经到了无法忽视的程度。

科技的进步意味着加布像他父亲一样早逝的概率大大降低。他的胸腔里被植入了一个微型除颤器，它的作用是在心脏停止跳动时对其进行电击，从而挽救他的生命，但有一个问题：该装置可能会发生故障，在心脏尚未停止跳动时电击他的心脏，这也是一个不小的冲击，人们形容这种感觉就像被一匹马直接踢在胸口一样疼。电击会让人晕过去，有时机器会连续电击几次，这就是所谓的"电击风暴"，这种电击不仅让人难受，还会致人死亡。因此，当电击发生时，你会意识到，这种可怕的感觉可能将是你最后的感觉了。

加布对其他一切都能应付自如——父亲的去世、自己的心脏病发作、病后截然不同的生活方式，再加上在胸腔中植入小机器所需的手术。但是，几次电击风暴让他濒临崩溃。在经历了一次电击风暴导致他在公寓地板上疼得直打滚并昏迷过去的事件后，他发现自己陷入了无法摆脱的高度警觉状态——他再也无法真正地放松下来。

这一切都充满了狂野和多层次的讽刺意味。就像为了让他活着而设计的除颤器仍会发生故障一样，加布的杏仁核是他身体创伤反应小组的一部分，在他没有真正处于危险之中时也会发出警报，威胁着他的心理稳定。在这两种情况下，本应挽救加布生命的东西，让他的生活变得无法继续。

过度警觉是一种警觉性增强的状态，是创伤后应激障碍最常见的症状之一。媒体对于过度警觉的描述是：退伍军人即使在自己的家中，也会不停地检查房间以防危险；性侵犯经历者在室友突然走进厨房询问问题时，也会被吓得几乎晕倒。虽然目前并无危险，但过度警觉的人却无法放松，创伤经历已经刻进了他们的身体。创伤以一种生物学无法忘却的方式揭示了世界的根本危险。

诱因与创伤记忆

创伤语言的最大败笔之一，就是我们将创伤记忆称为记忆，好像它们看起来或感觉上与我们的其他记忆一样，仿佛我们可以控制它们。然而，创伤记忆并非真正的记忆，而是无意愿和无征兆的重温。当我们回忆时，便拥有了认知控制权，可以使用大脑中能够进行理性思考的部分。虽然我们可能会感受到一些与记忆有关的情绪，但我们通常可以在需要的时候将记忆和情绪抛诸脑后。

另外，我们并非有意去重温那些曾经的创伤，而是它们自然地浮现在我们的脑海中，这会让我们再次回到创伤发生时的情境中。创伤受害者学会了同时身处两个时间维度的可怕技巧——过去和现在就像近景和远景一样切换。这种切换在科幻电影中可能看起来很有趣，但它会让我们的生活变成真正的人间地狱。

对于这种"闪电记忆"以及随之而来的一连串生物反应，我们只能用一个词来形容，那就是"诱因"。遗憾的是，"诱因"这个词几乎被夸大到毫无意义。它曾经是一个专门用来指代这些奇怪的非记忆性记忆的术语，但现在却包罗万象，可以用来指代任何让我们产生不愉快或不想要的情绪的场合。我们会说，在人际关系中得不到我们想要的东西，或者有人持有与我们相反的政治信仰，都会触发我们的情绪。这些经历都是合理且重要的，值得探讨。但是，我们需要一个更恰当的术语来称呼它们，因为当我们以这种方式将它们同质化，用同一个不恰当的词来概括它们时，我们对它们都是不公平的。

我们对"被诱发"的误解尤为危险，因为它让我们误解了当"被诱发"时我们应该做什么。我们经常错误地认为应该去避免与消灭它，而不是去适应和治愈它。一旦有人说出"我被诱发了"这句话，人们就会举手投降，谈话也会停止。

有时，人们是真的被诱发了，但很多时候，其实他们并没有被诱发。我们需要更好地辨别其中的区别，需要认识到，无论在哪种情况下，退缩屈服和自我封闭是崩溃的迹象，而不是健康和融合的迹象。

如果我们把重温误认为是回忆，把回忆误认为是重温，将任何感觉当作诱因，把诱因当作崩溃的线索，那么我们就会误解创伤经历的核心，就难以治愈创伤。

避免诱因陷阱

在当今的讨论中，有三种关于创伤和诱因的观点越来越常见，然而这些观点对于我们对创伤的理解和治疗都有潜在的危险。

第一种观点认为，我们总是能够意识到自己的诱因，并且能够就这些因素进行有效的沟通——我们能够识别自己何时被诱发，并且说"我被诱发了"；第二种观点认为，无论是否受制于诱因，都应该不惜一切代价地避免它；与这一点密切相关的是第三种观点，即当你想起使你受到创伤的事情时，如果你完全没有任何感觉，那么你就已经正确地消除了诱因（并因此痊愈了）。以上三种想法都是不正确的，它们反映了我们对诱因和记忆如何起作用的错误理解。让我来解释一下为什么这些想法都是错误的，以及真相究竟是什么。

第一，我们并不总是能够有意识地识别自己的诱因或它们与什么有关。我们的诱因关乎生存，因此有时会被我们遗忘。通常情况下，我们似乎无法解释自己为什么会感到难受，而我深知这个道理。我毕生致力于研究心理创伤，花了整整五年的时间才意识到，我之所以无法忍受吃、闻或靠近番茄酱意大利面，是因为这是我父亲进医院前吃的最后一顿饭，而 10 天后他就去世了。我并没有意识到我的大脑已经把番茄酱和危险联系在了一起，而正是这种联系让我感到恶心，我只知道我再也吃不下我以前爱吃的东西了。

诱因是通往过去的传送门，当它打开时，过去的一切就会不由自主地涌向前方。"传送门"一词来自拉丁语"porta"，意为"入口、通道或门"。它指的不是任何一扇古老的门，而是一扇气势磅礴的门，就像一座城市的大门。传送门通向城市，市民们在欢庆时穿过传送门，在灾难发生时又从传送门返回。此外，它还像门静脉，将血液带入和带出肝脏，使身体保持活力，未经过滤的血液流入肝脏，经过过滤的血液又从肝脏流出。传送门并不总是通往愉快的事物，但它们在生物学上是必要的。

任何事物（包括心率波动等不易察觉的内部状态）都可能成为诱因，成为通向过去记忆世界的通道。通过这种方式，过去就会像血液涌入肝脏一样汹涌而来。被诱发不同于简单地感受某种情绪，而是以一种完全不受你控制的方式回到过去。当你舒舒服服地坐在沙发上时产生的不愉快的感觉或情绪，并不等同于被传送到过去的恐怖和毁灭之中的感觉。特定的感觉可能令人不便或感到不快，但并非所有的感觉都会使身体充满应激激素。不方便或不愉快与被诱发根本不是一回事。

第二，诱因的存在并不是为了提醒我们应该避免什么，而是为了让我们不忘记整合迄今为止尚未整合的东西。它们预示着有些事情我们还没有处理好，预示着我们还有工作要做。虽然它们并不令人愉快，但是我们离不开它们。

第三，完全避免感受任何感觉或情绪是不现实的，我们需要学会如何整合这些感觉和情绪。当你能叙述某件事，感受到与之相关的一些情绪，赋予其意义，并且在需要时放下这些记忆时，你就已经将过去的经历和情感与现实生活联系起来了。如果我们认为任何不良情绪都是诱因，那么我们就会错误地认为，当我们完全停止感受时，便能得到治愈。我们可以学习如何缓解和干预神经系统在遇到诱因时的反应，但是我们不能通过完全避免诱因做到这一点。

回忆与重温

让我们从头开始：我们的大脑会以不同的方式处理不同的事件。在我们的日常生活中，各种事件时有发生，在大多数情况下，它们都是有意义的。我们上班、聊天、讲笑话、沮丧、争吵，所有这些都会被适当地编码和归档，主要存储在大脑中一个叫作海马体的部分。存储在海马体中的记忆文件包含三样东西：

对事件的连贯叙述、事件中的情感内容以及一系列标签。这些标签表明了事件对我们的意义。对于大多数生活事件，我们都有相对有序的文件，需要时可以随时调出。我们可以将这些内容与其他人联系起来，感受其中的一些情感内容——震天动地的大笑和苦乐交织的悲伤，然后将文件放回原处，继续我们的生活。

例如，如果有人在工作时讲了一个笑话，那么你就会记住这个笑话，并在文件中标注"有趣的工作故事"，下班回家后，你可能会复述这个笑话。你可能会微笑或大笑，感受到伴随着最初事件的一些情感内容；或者你可能当晚就忘了这件事，三天后再讲这个故事；或者三年后，当其他人讲述类似的故事时，这段记忆可能会再次出现。在所有这些情况下，你的意识都处于可控状态。

然而，当你遇到难以承受的事情时，大脑中的记录机制就会变得混乱。结果是，尽管文件被创建了，但它可能是无序排列的，很难被整理成一个有意义的故事。

需要注意的是，这种非典型组织是设计好的。大脑在进化过程中，识别和应对威胁情况的方式与应对非威胁情况的方式不同。这种归档方法更有效，也更能适应生存的需求。可以这样理解这种结构：在没有威胁的情况下，大脑无须执行威胁处理程序；而在有威胁的情况下，大脑无须为记忆创建复杂的文件，而是需要锁定并加载威胁信息。

这一过程背后起作用的大脑结构是杏仁核和脑干。我们可以把杏仁核看作一个警报系统，它不断地扫描威胁，一旦威胁出现，就会发出警报。脑干对警报做出反应，发出应激激素，重新调整大脑和身体功能的优先次序，为应对威胁做好准备，从而有效应对危险并维持生命。

如果你曾在半夜被撞击声惊醒，那么你一定经历过这种反应系统。尽管前一秒你还沉浸在睡梦中，但你很可能从床上惊醒，心率立即加快，血压上升，应激激素像狂躁的蜜蜂一样在你体内四处乱窜。

由于我们的能量储存容量有限，因此调整功能的优先次序至关重要。把你的神经系统想象成一个指挥中心，当应激反应系统被激活时，某些旋钮会被调高，其他旋钮则会被调低。在受到威胁时，不太重要的功能会被调低，以便将更多能量输送到更重要的功能上。在受到威胁时，不太重要的功能包括消化、繁殖、理性处理和记忆编码，更重要的功能是运动、感知和力量。如果你在意识到吵醒你的声音是狗的呼噜声之前就挥舞着沉重的手电筒跳下床，好似手握武器，你可能会觉得自己很傻；但是，当你突然有了从孩子身上抬起汽车所需的超人的力量时，你就会感觉自己像个英雄，然而这两种看似不同的系统实际上是同一个。这种精密的自适应系统值得敬畏和赞赏。

威胁系统的高效运作会导致不便的结果：大脑中的记录机制

就是其中之一。当杏仁核被过度激活时，大脑中形成记忆并长期存储记忆的海马体实际上就处于离线状态。在不堪重负的时刻，你无须记录和归档事件，但这些工作确实需要进行，这样创伤记忆才能像其他记忆一样被归档。如果不记录和归档，创伤记忆就会停留在当下，并导致各种症状的出现。

当你的记录机制没有完全工作时，你得到的不是一个连贯的记忆文件，而只是一些片段——声音、颜色、气味、短语、味道，它们被无序地归档了。这些片段虽然杂乱无章，但并不意味着它们不会被存储起来。事实上，它们会被深深地烙印下来，你的大脑会不惜一切代价地牢牢抓住这些东西，因为它们代表着威胁或危险，而我们可以从中汲取生动的教训。存储事件的片段是一种必要而积极的生存策略。

问题是，这些支离破碎的碎片就像诱因一样，打开了最初创伤的传送门，让你的应激反应系统进入超负荷状态，对实际上并不存在的威胁做出反应。当你意识到自己实际上并没有处于危险之中时，你的身体已经启动了自我保护机制。

举一个简单的例子：假设你被一个穿着深褐色衬衫的人抢劫了，在被抢劫的过程中，你的应激反应系统正好被激活，虽然你的海马体仍在记录这一事件，但其远不如那些求生的过程重要。它利用仅有的一点能量，记录下事件中的任何细节——关乎颜色的片段、你逃跑时心脏怦怦直跳的感觉、夜风的味道、歹徒戴的黑框眼镜。它保存了这些碎片，但它们只是被扔进了柜子里，而并没有像你的其他记忆一样被整理好，整齐地归档。

由于这些记忆片段非常杂乱无章，所以每当有东西将其中一个片段唤醒时，你就会重温这些片段，而不是自己有意识地去回顾它们。有时，重温是由内部状态（如慢跑时心率加快）引起的，有时则是由外部世界的某些事物（如某人身上古龙水的味道或黄昏时光线的落差）引起的。如果你正在工作时，有人穿着与歹徒所穿颜色完全相同的深褐色衬衫走过，那么你可能会感到肾上腺素飙升。应激反应系统被重新激活，因为它已将这种颜色记录为你所经历过的真实威胁的一部分。当你再次遇到它时，它会向你的大脑和身体发出信号，启动第一次让你活下来的相同程序。不同的是，这次你并没有处于危险之中；你仅仅是坐在办公桌前。

由于报警信号非常微妙和快速，并且它所连接的记忆文件是支离破碎的，你可能不会有意识地将该信号与你的创伤联系起来。你不会去想："哦，弗雷德穿着和抢劫我的人一样颜色的衬衫，这让我想起那次抢劫有多么可怕"你只会感到茫然与惊慌失措。

这种恐慌是因为你的应激反应系统在不需要的情况下启动了。我们将从神经生物学的角度更深入地研究为什么会出现这种"一触即发"的现象。现在，我们要知道，在生物学层面上，你的大脑和身体会感知威胁并做出反应，就好像威胁是真实的一样，因为它们还不明白其中的区别。

重要的是要明白，当我们谈论"重温"过去时，这并不是一个诗意的转折，而是为了强调回忆创伤经历时的痛苦以及你的系统对它的反应。你的大脑和身体实际上是在"重温"过去。当你接触到诱因时，你的大脑和身体无法区分现在和过去，它们认为创伤正在重演，而且因为它们的反应在第一次成功地起了作用（保住了你的性命），所以它们会再次以同样的方式做出反应。虽然你可能理性地意识到自己在办公桌前是安全的，但你的身体却从另一个方面在求生。

如果诱因是创伤的核心体验，那么我们能做些什么呢？事实证明，我们可以做很多事情，让传送之旅变得更温和，甚至完全关闭传送门。大多数方法可分为两类：复述和重建。

复述

弗洛伊德和布洛伊尔的第一位患者安娜·奥（Anna O.）有一个很有意思的症状，那就是"被转移到过去"。1880 年，安娜花了 10 个月的时间照顾病重的父亲，直到他去世。每当安娜闻到橘子的香味（她在照顾父亲期间几乎只吃橘子），她就会穿越回到 1880 年，以至于她会忘记接下来的几年中的几乎所有细节，包括她搬家的事情。她会幻想她还生活在自己的旧房间，以至于她试图打开门，结果发现自己站在炉子前。

在与她相处了几个月后，布洛伊尔偶然发现了一种治疗方法，他声称这种方法可以消除她的这些症状。他试图解决的是其中一个更紧迫的症状——恐水症，即对水的恐惧和排斥。这种恐惧和排斥非常强烈，患者甚至可能会完全不喝水。以安娜为例，她先会感到口渴，伸手去拿水杯，然后把水杯推开，无法喝水，她不知道自己为什么会突然恐水。

一天晚上，安娜在接受催眠时讲了一个故事：一位来访的朋友和宠物狗共用一个水杯喝水。安娜当时觉得有必要表现得礼貌一些，但在催眠状态下，她流露出强烈的厌恶和反感。当她表达出这些情绪后，她立刻要了一杯水并喝了下去，结果从催眠中醒来后，她就再也没有恐水症的表现了。

虽然看到一只狗喝了她朋友水杯里的水并不一定是创伤，但安娜当时产生了无以言表的强烈情绪，这导致她的正常功能受到干扰。通过倾诉排解未处理的情绪，可以阻止这些情绪在不经意间迸发出来。

在随后与安娜的谈话中，布洛伊尔在安娜处于催眠状态的情况下，将她的每个症状都与最初的困扰联系起来。他表明，在这个过程中，每个症状都消失了。正如他所说："通过这种方式，她的麻痹性收缩和麻醉、各种视力和听力障碍、神经痛、咳嗽、颤抖等症状，以及最后的言语障碍都被'谈'走了。"[1]

啊哈！因此，如果能够说服患者在感受到被压抑的情绪的同时谈论创伤事件，创伤症状就不再需要通过躯体表现出来。厘清了潜在的记忆，诱因也就失去了威力。

如果诱因是通往创伤记忆的传送门，那么与治疗师一起讲述创伤事件是很有帮助的，因为它提供了一种方法，以便患者慢慢地穿过传送门并厘清其中的内容。当患者讲述一个故事时，他就把一个事件转变成故事的形式。患者需要给它添加衔接和结构，确保它有开头、中间和结尾，以便让它连贯起来。通过讲故事，患者可以填补缺失的部分（有时是通过想象），还可以从第三人称视角来看待事件。

当我们将创伤事件以故事的形式呈现时，它就开始变得和我们其他的记忆一样。这种转化后的记忆就像其他记忆一样，可以被识别和回忆起来。当我们复述这些事件时，大脑匆忙杂乱塞进档案系统的记忆碎片就会被串成一个连贯的记忆。我们会像拾起掉在地上的纸张一样拾起散落的片段，将它们按照正确的顺序摆放好，并理顺它们的边。现在，我们的大脑可以将整个记忆整齐地归档，与其他日常事件中的连贯记忆放在一起，我们就可以像欣赏叙事小说一样，欣赏这些记忆及其内容。我们会认识到这是一个过去的事件，因此我们不再需要重温它。我们不再继续被投射到过去，而是开始能够有节制地浏览这个传送门。

有很多很多的方法可以开始这个复述的过程，但最好是找一个你可以信任的人，如果你最终真的被诱发了，他可以帮助你找回自己。处理创伤叙事的棘手之处在于，当我们打开传送门时，不堪重负的感觉会汹涌而来，会让我们再次陷入困境。在这种状态下，我们不但不可能完成任何有帮助的事情，而且更有可能长期处于激活状态。因此，我们必须在有人在场的情况下进行这项工作，这个人能够识别我们被诱发时的状态，并且知道如何帮助我们冷静下来。他/她可以是一位精神导师、一位值得信赖的治疗师，或者是一位精通创伤的教练。最好是寻找一位将"创伤"列为重点领域并将"叙事疗法"列为治疗方法之一的治疗师。

重建

对加布来说，复述故事似乎不成问题，他可以连贯地讲述他的故事——他父亲的死，自己的诊断、治疗，以及他在"电击风暴"中的经历。只是每当他这样做的时候，他发现自己被诱发了。在他的案例中，叙述并不是问题所在，问题在于叙述的内涵；问题不在于记忆文件的叙述部分，而在于文件上的意义标签。

你应该还记得，在本章的前面部分提到过，每个记忆文件都包含三样东西：事件的叙述、事件的情感内容以及赋予事件意义的标签。由于记忆文件可以以如此多种方式变得碎片化，因此被打乱的并不总是叙述。有时，叙述是完全连贯的，但情感内容支离破碎；还有的时候，叙述和情感内容都在，但标签和标记与事件不符。

这些片段看起来可能千头万绪。当情感内容井然有序，你想起某段记忆时，可能会感受到与之相关的一些情感。例如，当你谈到父亲去世的那天时，眼泪可能会夺眶而出，但你大部分时间仍能控制自己，几分钟后就能恢复过来。当情感内容不完整时，讲述或思考故事（即使叙述完好无损）要么会导致极度激活，要么会导致完全关闭。你可能会试图讲述父亲去世的那天，结果却惊恐发作、呼吸急促、泣不成声；或者，你可能会谈论这件事情极端的、令人震惊的细节，但却没有任何情绪，只是感到内心冰冷麻木得像是一潭死水。这两种极端情况都是情感内容尚未整合的结果。

当标签标示井然有序时，你就可以讲述一个故事并传达其意义——它对于你个人的意义以及它对于外部世界的意义。在这种情况下，识别和理解碎片化的记忆更加困难，但身心俱疲的痛苦很好地表明，事件的意义还没有融入你更广阔的人生故事和世界故事。如果错误的记忆带来了一连串的羞耻感，让你认为自己是个坏人、不值得的人或破碎的人，那么这段记忆就需要重新整合。同样，如果你对父亲去世那天的记忆与一个令人窒息的信念有关，那么这个信念就是这个世界本来就充满痛苦、没有希望。

这里需要指出的是，虽然记忆中的这些东西听起来很可怕，但记忆文件中的任何碎片都是可以被处理和整理的。我们将在第四章中详细讨论这个问题，但重点是，在重组记忆文件方面，我们的能力比想象中要大得多。

由于加布多年来一直拒绝思考他父亲的死亡和他自己的心脏状况对他的生活产生的影响，他没有为这些事件贴上意义标签。这就是为什么在我们的治疗中讲述他的故事时，隔着计算机屏幕我都能感受到他的恐慌。他可以讲述故事，但他的大脑不知道如何将故事放回文件系统。因此，为了保护自己，他的大脑认为自己处于危险之中，并做出了相应的反应。

如果你已经完成了复述（叙述）的工作，但仍被诱发，你该怎么办？那就是重建。

20 世纪 40 年代，创伤研究专家艾布拉姆·卡迪纳（Abram Kardiner）意识到，有一些重要的事情尚未得到解释。这不仅包括创伤事件留下的混乱和未表达的情绪，还包括事件完全改变了患者感受世界的方式。卡迪纳认识到，创伤和随之而来的症状让我们对世界和身体产生了极大的不安全感——不但在被诱发的瞬间，而且是无时无刻不在。

他还认识到，这并不仅仅是帮助患者处理所发生的事情，还有对他们进行现实的重建。卡迪纳写道："应该尽一切努力对患者进行重建，使其认识到自己生活的现实，而不是他所幻想的危险而荒凉的世界。"[2] 尽管创伤反应是由于特定事件而激活的，但创伤性损伤是全局性的，它能让人完全失去对于世界的安全感。

卡迪纳的一个研究案例是一名退伍军人，他的主要症状是晕厥。每次他乘坐电梯或在上楼梯时跑得太快，都会晕倒。他还会做可怕的噩梦，梦见自己从高处坠落，每次做梦都会被一身冷汗惊醒。也许昏厥表明他的血压有问题，他去看了医生，但医生并没有发现他的身体有任何问题。这种症状也一直没有消失，并且严重影响了他的生活。

在给这名退伍军人治疗的过程中，卡迪纳发现这名男子经历过一次直升机坠毁事故，他幸免于难。当直升机在空中急速坠落时，他晕倒了，这是一种完全自然的防御机制，很可能救了他一命。这种神经系统机制有时被称为"布偶效应"，它使人们在受到冲击前瘫软下来，这样人们就更有可能在事故中存活下来。这位退伍军人能够连贯地谈论坠机事件，并彻底驳斥了他受到心理创伤的说法。很多人都经历过更糟糕的情况，他为自己能幸存下来而感到幸运。

尽管他每晚都会做坠机的噩梦，尽管他晕倒前胃里翻江倒海的感觉与直升机在空中急速坠落时胃里的感觉一模一样，尽管他的症状与这一事件有如此明显的联系，但他在认知上仍然没有将这些症状与坠机联系起来，因为他认为自己的经历并没有造成创伤。他的症状是生理上的，而不是心理上的，所以二者无法联系起来，他也不想把它们联系起来。请注意，遭受战斗创伤时，人从本质上讲就是虚弱的。

和加布一样，这名退伍军人也是被一种难以察觉的内部状态诱发的。当他的血压出现波动时，他又一次被投射进了创伤传送门，但由于他无法辨识与创伤事件相关的身体状态，因此他无法理解自己为何仍在遭受折磨。

我们无法选择自己的诱因，也无法总是有意识地接触到它们。

卡迪纳帮助这位患者，逐渐地让他相信了两件事：首先，上楼梯或乘电梯时晕倒的经历与直升机坠毁有关（卡迪纳必须先向患者证明创伤传送门就在那里）；其次，虽然晕倒很可能在一开始救了他，但没有必要在他的余生中都坚持这种反应。必须对患者进行重建，让他认清现实，并了解到"这些防御机制与他所生活的现实世界毫不相干"[3]。防卫手段本身并没有错，只是与现实不再相关了。患者的自然防御机制出自他在这个世界上的经历，而如今并没有实际的危险。为了痊愈，患者需要认识到，虽然创伤事件确实很可怕，但他不必一直担惊受怕。

身体为确保生存而做出了巨大的努力，但它犯了一个错误，那就是认为最好的生存方式是保持对潜在危险的警觉。其结果是，你时刻保持高度警惕，浑身不自在。创伤事件不仅会造成记忆档案的混乱，还会给世界留下不可磨灭的印记。因此，治愈创伤不仅是复述和重建记忆，还需要了解创伤事件如何改变了你的现实。

我需要你明白，创伤反应从来都没有错，在我们需要时，这些自动防御系统就会启动，它们来自一个复杂的系统，旨在拯救我们的生命。真正造成痛苦的是我们理解和回应它们的方式——当我们评判或试图驱逐它们的时候，当我们用它们来重申一个"我们是软弱的、脆弱的"或者"这个世界是没有希望的"故事的时候。

当安娜闻到橘子的香味时，她被送进了一个传送门，回到了亲眼看见父亲在她眼前死去的那一年，她被提醒到她所爱的人可能会死去；当卡迪纳治疗的退伍军人出现任何血压波动时，他就会通过传送门回到直升机坠落的那一刻，他的身体感知到威胁，并通过重复坠机时的动作做出反应；当加布心悸时，他被传送回他父亲去世的那一刻、得到自己诊断结果的那一刻、心脏病发作的那一刻，以及他的身体被"电击风暴"击中的那一刻。对加布来说，每一个传送门都具有相同的意义：生命是无常的，而他的生命甚至比大多数人的生命更加脆弱。

问题是：加布的观点既有正确的一面，也有错误的一面。生活是不稳定的，也许他的生活比大多数人更危险，但是，生活在持续的恐惧之中并不是应对的办法。对他的身体进行重建，让他明白自己并不是一直处于危险之中，这对他的康复过程至关重要。这种重建需要在两个层面上进行：记忆文件和身体。你可以同时在这两个层面上进行，也可以先做一个，再做另一个。如果你想同时进行治疗，可以找一位专门治疗创伤的治疗师，并列出"叙事疗法"和"躯体疗法"。

启示和工具

创伤反应从来都不会错，但有时确实令人沮丧，这是因为它的内部蕴含着一种无法化解的张力——一种邪恶的双重性。退伍军人兼战地记者大卫·莫里斯完美地捕捉到了这一点，他写道："创伤是揭示真相却又说谎的瞬间，它让我们认识到爱并非永恒，和平也非现实。"[4]

创伤是真相的一瞥，它告诉我们的是一个谎言。

事实上，我们都非常脆弱，我们的存在以及我们所珍视的一切，都被这种脆弱性困扰，一切都是那么的岌岌可危，而我们一生中的大部分时间都在掩盖这一事实，忙忙碌碌，装作若无其事。创伤事件打破了我们的生活，鲜明地揭示了这一不容忽视的可怕真相。然而，这一瞬间的破裂并不是故事的全部，创伤并不局限于一瞬间，它的力量远不止于此。它通过传送门蔓延到现在，强化了创伤所告诉我们的谎言：恐惧是一切的基础；恐惧是唯一存在的东西；一旦我们看到这种恐惧，我们就永远不能忽视它，这种高度警惕是生活的唯一方式。

加布的难处不仅仅在于他在讲述自己的故事时会惊恐发作，也不仅仅在于心率波动会触发他的恐慌，还有他的创伤告诉他，他是不安全的，死亡随时可能降临，而他需要保持警惕，至少这样就可以有所准备。加布并不需要简单地讲述他的故事和重温它，他已经做到了这一点，而是需要学会如何面对一个难以置信的矛盾：他是脆弱的（比大多数人更脆弱），但他也是安全的。

人类向来不擅长同时保持两种相互矛盾的想法，但我和加布正在努力，我们同时还进行大量的呼吸练习。

创伤与自下而上的调节

我们在谈论心理斗争时，总认为心理斗争好像是可以分割的，就好像身体并不参与其中，所有需要进行的整理和治疗都仅仅是在前额叶皮层完成的一样。但是我们错了，身体在这一过程中扮演着非常重要的角色，它对每一个想法做出反应，在复杂的地形图中标记每一次经历。

神经系统是制图师，它仔细地将经验绘制在肉体上，并记录下身体的地理位置以及哪里长着什么：胸口的压迫感和沉重感意味着被困和沉默；肠胃蠕动不安意味着紧张和被忽视；颈部的紧张感意味着不堪重负，看不到尽头。

虽然"身体也在坐过山车"这样的想法听起来有些不祥，但事实并非如此。身体并不会永远停留在过山车上，在对神经系统有了更多的了解后，它就有可能在自动反应无用时对其进行干预。

自下而上的调节是指用身体来调节大脑的反应，从而干预应激反应。最快捷的方法就是将交感神经系统的开关切换到副交感神经系统。

正如我们在第一章的神经生物学入门知识中所回忆的那样，自主神经系统（ANS）有两个分支：交感神经系统（sympathetic nervous system，SNS）和副交感神经系统（parasympathetic nervous system，PNS），前者负责激活，后者负责休息和放松。当我们被当前的威胁或记忆中的威胁激活时，脑干就会发出信号，交感神经系统就会启动，提高我们的警觉性、能量，加快心率和呼吸频率，我们需要这些生理反应来应对眼前的威胁并生存下来。一旦威胁消失，副交感神经系统就会启动，将激活速度减慢，让我们可以再次休息。它的作用有点像降落伞（这也是记住每个分支作用的好方法——将副交感神经比作降落伞），当我们拉动绳索时，它就会接管，让我们轻轻地滑向地面。我们的手可能会因为肾上腺素的激增而颤抖，但我们已经着陆了，没有危险了。

牵引副交感神经最可靠的方法是激活迷走神经。迷走神经是人体中最大的神经，它的名字来源于拉丁语"vagus"，意思是"游荡"。迷走神经从脑干穿过腹部，沿途几乎触及所有主要器官。它在两个地方有神经支配——也就是说，它有很多很多的神经末梢——喉咙后部（即它离开脑干开始下行的地方）和腹部前方。这样，我们就可以在两个地方激活迷走神经，触发身体的副交感神经（镇静）反应。当我们在遇到大脑误认为是威胁的事情时这样做，就能中断应激反应，恢复平静状态。

创伤治疗工具：迷走神经反应横膈膜呼吸法

由于迷走神经的神经末梢大多分布在胃部，因此有一个非常简单的工具可以随时激活副交感神经反应：横膈膜呼吸法。

当我们压力过大时，我们经常会像加布第一次参加治疗时那样呼吸——对上胸部进行浅而快速的呼吸，从而扩张肋骨并抬起肩膀。这种呼吸模式有时被称为"高肋式呼吸"（肋指肋骨），并不会激活迷走神经。相反，我们需要做两件事：用横膈膜呼吸，缓慢而稳定地呼吸。

横膈膜是位于肺部正下方的一块大肌肉。当你呼吸时，将注意力集中在腹部中间的肌肉上，而不是胸部和肺上部，应该会感觉到腹部的肌肉在收缩，横膈膜向下移动，为肺部腾出完全充盈的空间；当你慢慢呼气时，横膈膜放松并向上移动，将空气排出肺部。歌手就是用这种呼吸方式来充分发挥肺活量，并将声音传递到剧场的后方。这种呼吸方式会推动迷走神经，主动触发其副交感神经反应，从而使交感神经反应失活，让你的身体变得平静。

你可以通过观察是自己的腹部中间在起伏，还是胸部和肩膀在起伏，判断自己是否在进行横膈膜呼吸。如果你似乎无法将气从肺部上方排出，那么可以仰卧在地板上，膝盖拱起，双脚平放在地面上，这个姿势会自然地将你的呼吸送入腹部。这也就是我让加布躺在地上呼吸的原因，我可以看出他默认的呼吸模式不是横膈膜式，我希望他能很快感受到效果。一旦你知道横膈膜呼吸是什么感觉，你就可以站起来试试。

你通常需要进行 3～6 次缓慢、稳定的横膈膜呼吸激活迷走神经反应。现在可以按照以下步骤进行尝试。

第一步：花一点时间简单地注意一下自己身体的感觉。你是否感觉心跳加速？是否感到压力过大？去了解自己所处的位置和周围的环境特征，感受椅子或地板在你脚下支撑着你。

第二步：慢慢深吸一口气，尝试将气吸入腹部中间，并尽可能地扩张腹部。横膈膜就在你的肋骨下方，如果你对着横膈膜呼吸，那么你的胸部和肩膀应该几乎不动。

第三步：如果可以，保持这种呼吸扩张两三秒，感受腹部肌肉和吸入空气的力量。

第四步：缓慢而充分地呼气，将你腹部的肌肉收缩——就像有人紧紧系上了腰带一样。

第五步：重复同样的模式3～6次。

第六步：注意你现在的身体感觉，以及与开始时相比有什么变化。你可能会感觉明显平静下来，身体的紧张感也可能会减少。

如果每天练习两三次这种呼吸，你会发现自己开始变得更加平静。你的身体开始缓解日常压力带来的负担——无论这些压力是否来自创伤记忆。你可以随时练习这种呼吸，以获得副交感神经反应的益处；不必等到惊慌失措时才练习。

请记住：无论你感觉有多么糟糕，不管你正在经历什么，3～6次呼吸后，你就会感觉平静一点、平和一点、节制一点。创伤可能会让你感到与自己的内在联系断裂，但你的呼吸和身体永伴你左右。

创伤治疗工具：着陆练习

前一种工具中隐藏着第二种应对工具。我在上文解释过，如果你找不到横膈膜的位置，那么你应该躺在地上。躺在地板上不仅能让呼吸更容易进入迷走神经反应的正确位置，还正如你可能还记得的那样，躺在地板上也是一种着陆练习。

一般来说，"着陆"是一种治疗技术，用于帮助你应对不堪重负的情绪。之所以叫"着陆"，是因为它的目的就是：着陆，让你回到当下，立足于当下，并阻止正在肆虐的、压倒性的情绪。强烈的情绪常常使我们与身体脱离联系，着陆练习则可以帮助我们驱散这些强烈的情绪。着陆练习的目的是干预应激反应系统，经常进行着陆练习可以帮助你学会随着时间的推移调节身体的反应。在处理创伤记忆、恐慌以及这些事情可能对身体造成的破坏时，这将是一个莫大的帮助。

着陆练习有时会让人觉得很傻，但往往非常有效。它们可以随时随地练习，别人也通常不会知道你在做什么。因此，在你的工具箱中加入几个这样的练习，当你在开会或堵车时，这将是个不错的选择。请记住：着陆练习适用于任何压抑的情绪！每当你感到压抑、烦躁或分心时，就进行着陆练习。

以下是我最喜欢的四种着陆练习。

坐姿身体扫描。首先，双脚着地坐好。坐姿如何并不重要，但要确保双脚着地。你也可能会发现，将手放在膝盖上能让你更深入地感知身体。当你坐着的时候，开始注意身体的感觉，试着在脑海中尽可能详细地描述（如果可以，不妨大声描述）身体不同部位的感觉。感觉地板光滑冰冷吗？还是温暖柔软？扭动你的脚趾，想想它们在地毯（或瓷砖、木地板或其他地方）上的感觉；开始将注意力转移到腿部和背部，向自己描述身体在椅子上的感觉。注意你的身体在椅子上的姿势；注意你的脚放在地板上的感觉。双脚着地的坐姿可以让你感觉既强大又自在，你也可以躺在地板上进行这种身体扫描，因为在地板上你可以感受到更多的接触区域。

正念运动。有时，你根本无法静坐。如果你觉得坐不住，没关系，你可以站起来走动走动，继续练习着陆。移动的快慢并不重要，关键是要尽可能多地关注移动的感觉。如果你选择的动作是走路，就把注意力集中到你的脚上，注意你向前迈步时脚跟和脚掌的感觉，注意行走时重心从一条腿转移到另一条腿的方式，注意双脚在地板上移动时发出的声音。当你的思绪飘忽不定时（它会飘忽不定，这是没关系的），就把它拉回来，如果你难以集中注意力，就开始边走边数步数，数十步，再数十步，再数十步，直到你开始感到更加放松和自在；如果你选择的动作是在椅子上左右摇摆，请注意你的背部或肩膀，注意重心是如何从一边转移到另一边的，身体的哪些地方有这种感觉？如果你坐在轮椅上移动，你可能会注意到轮子在你手指下的感觉，注意手臂前后移动的感觉。无论你将注意力放在哪里，只要在注意力游离时轻轻地把它拉回来就可以了。

引导意向。你知道我们的身体会对强烈的意象做出反应，就仿佛它是真实的一样吗？你无须身临其境就能感受到平静，慢慢深呼吸，如果可以，闭上眼睛，想象自己身处一个能让你感到平静的地方，这可能是你爱人的家，也可能是你曾经度假的地方，甚至可以是一个你从未去过的地方。我从未去过热带海滩，但我喜欢想象自己坐在白沙滩上，那里的海水清澈美丽，我能听到海浪轻轻翻滚的声音，阳光洒在我的身上，仿佛能听到鸟儿的鸣叫声和孩子们的嬉戏声。哪怕只去想象中的海滩五分钟，也能让我平静下来，彻底改变我的心情。

感受冰凉的冷水。关于冷水浸泡对心理健康的影响，有一些非常有趣（但有些矛盾）的早期数据。尽管早期数据存在一些矛盾和争议，但我发现这种方法对于缓解焦虑和恐慌症状非常有效。事实上，当惊恐发作时，我几乎总是第一时间选择这种着陆练习，总体思路是这样的：用冷水敷在皮肤上，冷到你不能忍受为止，甚至冰冻。把冷水泼在脸上，甚至只是手上，把冰块放在手里或嘴里，在胸前、脸上或脖子后面放一个冰袋。无论在哪里，无论如何，都要专注于寒冷。感受寒冷是你唯一需要去做的事，它会让你回到当下。

请记住：这些着陆练习适用于任何难以承受的情绪！当你感到压力大、烦躁或无法集中注意力时，都可以使用它们。如果这些练习都不合适，别担心，还有成千上万种练习适合你！你可以尝试其他的方法，找到最合适的那一种。

第四章

格蕾丝的牵涉痛

——没有所谓的"大 T 型"创伤和 "小 T 型"创伤

痛苦——有一种空白的性质。

——艾米莉·狄金森（Emily Dickinson）

关于疼痛，有无数令人匪夷所思的事情，而牵涉痛就是其中之一。牵涉痛是指疼痛的症状和来源不一致的现象，简而言之就是你在身体某个部位感觉到的疼痛来自身体的另一个部位。

我一直对这一事实有着莫名的好感，牵涉痛有一种恶作剧的性质，它无法被解释，无法用语言描述，在即将被捕捉到的时候从源头疾驰而去。然而，这种喜爱是错误的，因为牵涉痛可能是相当危险的。最常见的牵涉痛是当心脏病发作时表现出来的牙痛，患者因牙痛去看牙医，认为会有某种相对容易实施的、不太痛苦但费用昂贵的方法来治愈它。令他们大吃一惊的是，牙医并没有给患者打麻药，而是让他们乘坐救护车去急诊室。

　　在牵涉痛的例子中，人们对自己生活经历的看法既可能完全正确，也可能完全错误。如果说患者因为牙痛而去看牙医是错误的，这就不太对了，毕竟疼痛发生在下颌。只不过它并不是从那里开始的，也不能从那里治愈。

　　与大多数事情一样，发生在身体上的事情与心理也有关联，心理上也会出现牵涉痛。有时，我们认为引起疼痛的东西实际上并不是疼痛的原因，格蕾丝的情况正是如此。

　　格蕾丝出现了所有典型的创伤症状，事实上，当她通过工作单位的员工援助服务去看心理医生时，她被诊断出患有全面的创伤后应激障碍。她经常做噩梦，有侵入性思维，注意力难以集中，惊吓反应急剧增加。她的自我意识开始崩溃，对世界的感知和活动方式发生了变化，这让她得出结论：她失去了理智，她身上有一些深层次的、根本性的问题。这一结论使她几乎完全崩溃。她会为工作中的小失误深感内疚，并因此彻夜不眠，一遍又一遍地思考与朋友交往时的每一个小失误。她把空闲时间用来踱步和拆解过去的人际关系，以发现自己是如何失败的。所有这些症状都让她感到不安和困扰，但最让她苦恼的是，她开始逃避因工出差，而这正是她以前喜欢做并觉得很有意义的事情。

　　考虑到她的工作，出现这些症状并不令人惊讶，格蕾丝是一名急救人员，经常前往灾难现场。她之所以来找我，是因为她发现自己的治疗师并不了解创伤反应是如何影响大脑的，她希望得到额外的支持、教育和实用的治疗工具。

我一直怀疑她的痛苦是被转嫁的——创伤反应并不是她的工作造成的。每当她谈起自己的工作，即使是最困难的时刻，她也会精神焕发；她觉得自己在那里很有效率，能够帮助人们，这是非常有意义的。她对灾难发生后立即赶到现场有很高的容忍度，目睹这些危险似乎并没有让她相信世界是不安全的或邪恶的。

我向她传授的所有关于创伤经历的知识都引起了她的共鸣，但当我们尝试将这些知识应用到与工作相关的具体情境中时，共鸣却消失了。噩梦依然存在，她的惊吓反应仍然很夸张，而且她开始出现一些强烈的肠胃症状，这些症状影响了她的工作和社交。我提供的干预措施只解决了疼痛问题，却没有从根本上解决问题。

一天晚上，在一次谈话中，我把话题从工作转移到她最近几次顺带提到的分手事件上。每次她提起这件事，都会很快笑着说："我当然没必要谈这个。"那天晚上，我询问她为什么不想谈这件事。

"好吧，"她深深地叹了口气说道，"这真的没那么重要，没有必要在这里讨论这个。这只是两年的恋爱关系，又不是婚姻。我每天都和人们谈论改变人生的悲剧，昨天，我才和一位在恐怖袭击中失去四个儿子的母亲交谈过。这只是一次愚蠢的分手。"

　　她的语言轻率随意，但她的面部表情和肢体语言却在讲述一个不同的故事。当她谈到工作时，她昂首挺胸，眼睛里闪烁着光芒，她很投入且充满活力；当她谈到分手时，她向前弯腰，双肩低垂，眼睛盯着桌面。她的面色苍白，当她抬起头重复"只是一次愚蠢的分手"时，我看到她的眼睛里已经噙满了泪水。

　　她的工作就好比是牙痛，而分手就好比是心脏病发作。

　　我开始和她谈论脆弱。不仅仅是开始和新的人约会时的那种脆弱，也不仅仅是告诉别人一个我们从未分享过的秘密时的那种脆弱，还有那种像水一样流淌于万物之下的脆弱。

　　人类生来就是脆弱的，更糟糕的是，我们非常清楚自己的脆弱性。这种脆弱性——随时都有可能因为我们无法控制的原因而失去我们所热爱和珍视的一切——是我们学会忽视的东西。我们将脆弱收集起来，塞进一个玻璃瓶里，然后把玻璃瓶束之高阁。这不是一种破坏性的或不真实的逃避，而是一种生存之道。

　　试想一下，如果我们总是面对这种脆弱性，生活将会是什么样子。

　　清晨醒来，你可能会依偎在伴侣身边，当你想到有一天可能没有这样的机会，而这一天可能就是明天时，你不但不会享受睡梦中依偎的温暖和爱的感觉，反而会感到惶恐不安，久而久之，你可能就很难下床了；当你跳下床想要逃离恐慌时，你可能会被你的猫绊倒，然后意识到你心爱的宠物可能不久于人世，随时可能离开这个世界；心烦意乱的你弯下腰依偎着它，然后很快意识到，如果不尽快做好准备，上班可能会迟到，你热爱你的工作，现在你却在焦虑是否会失去它，你会怎么做？为什么没有更多的保障？为什么什么东西都没有？在冲澡的时候，你可能会开始感叹自己皮肤的老化，开始怀疑自己的健康状况是否一日不如一日。

看到了吗？你越是注意并沉湎于自己和生活中的事物有多么脆弱，你就越会远离当下，顺便说一句，当下正在从你身边悄悄溜走。一旦你从架子上取下那个装着脆弱的玻璃瓶并打开它，就很难再收集起散落的脆弱并再次将瓶口盖紧。

这是人类生活中无法调和的一个令人抓狂的矛盾，它让一切变得既美妙又可怕，既令人愉悦又令人痛苦。我们随时都可能因为任何原因失去我们所爱的任何事物，这同时也是我们无法回避的关乎生存的一个不可否认的方面，我们必须想办法最大限度地避免它，因为如果我们不这样做，我们就无法生活。看吧，痛苦也有恶作剧的性质。

于是，作为一种高明的应对技巧，我们将那个装满无限脆弱性的玻璃瓶束之高阁，并不自觉地认为日常生活中的大多数事情基本上都是安全的，可以依赖并认为是理所当然的。这就是把装着脆弱的玻璃瓶束之高阁的结果：你享受着与伴侣相拥而眠的时光，理所当然地认为明天早上还会有同样的机会；你被猫绊倒了，理所当然地认为它今天下午不会跑上马路，甚至允许自己大胆而优雅地对它发火；你在上班前有些漫不经心地准备着，慢慢享受淋浴和打扮的过程，甚至没有停下来考虑你可能会迟到几分钟。

　　你认为这一切都是理所当然的，这样你才能活在当下，体验到除恐慌之外的多种情绪。这样做并没有否定我们的脆弱，只是让我们有可能继续与脆弱共存。脆弱时不时地探出脑袋，让我们刹那间屏住呼吸，但在大多数情况下，装着脆弱的玻璃瓶会一直盖紧瓶盖，被放在高高的架子上。

　　直到有什么猛烈的东西横扫而过，将它击落，玻璃瓶才会轰然倒地。突然间，到处都是玻璃，到处都是脆弱的一面，我们一直依赖的、认为理所当然的一切都暴露出它们的真实面目：潜在的损失。我们接下来会失去什么？我们会如何被打得措手不及？当我们意识到为时已晚的那一刻，我们会后悔什么？

　　这就是创伤经历的特点之一，使其具有独特而深刻的震撼力：创伤不会局限于一处，它回荡在一切事物之中，对我们的整个生活产生深远的影响和改变。我们不仅要处理具体创伤事件的后果，还要面对和处理该事件所承载的一系列其他问题、挑战和可怕的真相——一个弱点会揭示所有弱点的真相。这一真理具有传染性，它很快就会在我们的生活中蔓延开来，让我们的生活被持续的恐慌和恐惧笼罩，生活很快就会变得难以为继。

当我向格蕾丝解释时，她开始哭泣，边流泪边倾诉。

"我们住在一起，我以前从没和别人同居过。我们一起看房子，谈论结婚生子。前一个周六我们才看了一栋漂亮的房子，接下来的周六他就开车去芝加哥和他的新女友同居了，我们甚至没有任何矛盾，没有吵架，只是就这样结束了，突然间我就站在车道上，看着他开车离开。我到现在都不明白，他也没给我一个解释。他在网上认识了别人，他打算把我们一起制订的所有计划同那个人一起去实现。"

这个花花公子从格蕾丝的生活中大摇大摆地离开了，离开了她的现在，也离开了他们的未来。在离开的路上，他打翻了她精心摆放的装着脆弱的玻璃瓶，现在她的生活中充斥着碎玻璃和恐怖。更糟糕的是，由于格蕾丝并不认为"愚蠢的分手"会造成如此大的伤害，她羞愧地认为所有的碎玻璃都不存在，尽管她每天都在其中穿行。

格蕾丝无法入睡，因为她的大脑正忙于试图厘清这些毫无意义的事情。很明显，她已经错过了恋情岌岌可危、男友即将离开的迹象，如果她停止踱步，还会错过什么呢？她不能吃东西，因为她知道在某种无意识的层面上，给自己补充营养就等于向一个似乎完全不可能、不合适的未来妥协；她不能旅行，因为她觉得自己没有完好的生活以供旅游的开销；就连去上班也隐约感到危险，她不在的时候，她的房子会怎么样？她会发生什么事？

在突然变得毫无意义的生活中，向前迈进是如此艰难。

重要的不仅是创伤事件，还有创伤事件所带来的意义。在格蕾丝的案例中，阻碍康复的不仅是创伤经历，在很大程度上，还有格蕾丝对创伤经历的判断。她因失恋而感到羞耻，这种羞耻感就像一块巨石一样压在她的人生道路上。这种判断和羞耻感并不是凭空产生的，而是由社会舆论和评价促成的。

格蕾丝并没有注意到疼痛是被转移过来的，也并未试图从源头上治疗，而是通过疼痛对自己进行评判。由于社会对创伤的理解存在严重的问题，她认为这次损失根本不算什么，她不能因为"那很傻""那只是一段两年的感情""我每天都能见到更大的创伤"，就对这次损失有这样的感觉。

我告诉了她三件非常重要的事情。

1. 爱和损失都不是愚蠢的。

2. 也许只有两年的感情，但这两年的感情中包含了一个非常详细的幸福生活。当我们悼念时，我们的任务不仅是哀悼失去某人，还要哀悼我们与他一起规划的未来。我们会以意想不到的方式遭遇未来，因此哀悼的任务将不会停止。

3. "大创伤"的存在并不能否定"小创伤"的存在。事实上，这种区分根本没有意义。

让我们来详谈第三点。

大 T 型创伤，小 T 型创伤

大 T 型创伤（big-T trauma）和小 T 型创伤（little-T trauma）的区别就像许多关于创伤经历的语言一样，最初是由一位真正的临床医生提出的，并且有一个真正的目的——一个被完全遗忘的目的。

弗朗辛·夏皮罗（Francine Shapiro）于 1987 年开发了眼动脱敏与再加工疗法（Eye Movement Desensitization and Reprocessing，EMDR）。当时，临床上并没有区分创伤经历的类型。DSM 将创伤应激源定义为任何"通常超出人类正常经历范围，几乎会在每个人身上引起明显痛苦症状"的经历。[1] 创伤经历的主要特征是其独特性，即它超出了正常范围。

夏皮罗发现，对于那些经历过"通常超出人类正常经历范围"的事情的人来说，EMDR（我将在下文中详细介绍其原理）确实是一种有用的工具，这有助于他们在异常情况扰乱他们对世界的感知之后重新调整自己。但她也设想，EMDR 对那些在许多人身上引起巨大压力但并不超出人类正常经历范围的经历也有帮助。例如，童年的羞辱和失望不会被临床认定为创伤事件，因为它们完全属于人类通常的经历范围，但是，它们可能会留下"类似的、持久的负面影响"，侵蚀人的自我意识和对外部世界的信任。夏皮罗发现，即使从临床角度看，压力源的性质并不属于创伤，但使用 EMDR 仍可以减轻这些琐碎创伤的影响。如果 EMDR 仅限于那些经历过在临床上被视为创伤的压力源的人使用，那么那些遭受类似痛苦但原因不同的人就会错过治疗的机会。

　　为了使那些在创伤研究中无法解释的经历具有合理性，同时又不必挑战 DSM 及其背后的整个精神病学机构的权威，夏皮罗创造了"小 T 型创伤事件"这一术语。这并不是试图对两种创伤事件进行等级区分，事实上，恰恰相反，她声称，这两种事件在神经生物学上几乎是相同的，这就是二者的负面影响都可以通过 EMDR 成功治疗的原因。

　　当夏皮罗引入大 T 型创伤事件和小 T 型创伤事件之间的区别时，她只是想让比赛更加公平——消除一些评判标准，这样她所建立的干预措施就可以应用于任何可能有效的地方。尽管"小 T 型创伤"和"大 T 型创伤"的说法有其合理性，但这并不能保证其目前的使用也是合理的。我们倾向于将事物进行分类和区分，并给它们赋予不同的等级，这种倾向导致某些语言被用来贬低或羞辱某些人或群体。

　　我们不清楚这个合法且有意使用的术语是如何被收编和扭曲的。我经常听到"大写和小写的创伤"或"大写 T 和小写 T 类型的创伤"这样的说法，但它们从来都不是用来使某人的经历更加合理的。通常情况下，有人把自己的创伤经历称为"小写"的创伤，以确保聆听者知道他们明白其他人的处境更糟；或者，有人把自己的经历称为"大写"的创伤，以解释与伴侣相比，自己的挣扎是多么合理，因为伴侣只经历了"小写"的创伤。

对于人们经历的区分揭示了一个更大的问题，那就是临床上对于创伤的定义方式。临床界一直试图从事件的类型而不是事件的经历方式来定义创伤，这意味着我们在研究创伤经历时首先要做出判断。当某人表现出创伤反应受限的症状，但他们所遭受的压力（如工作中的欺凌）并不符合创伤事件的定义时，我们不会转而质疑这个定义，相反，我们会质疑遭受痛苦的人；如果压力源不符合我们的定义，那么他们的症状一定是他们自身的弱点、病理或缺乏恢复能力所造成的。

这种区别不仅会给所谓的不算作创伤的事件带来问题，也会给根据 DSM 标准算作创伤的事件带来问题。两个经历相同的作战士兵可能会以截然不同的方式体验它，其中一个回到家后可能会与创伤后应激障碍抗争多年，另一个则可能很快成功重返社会，没有任何困扰。此处，我们可能会责怪那个挣扎的人，并拿他的战友作比较："嗯，他似乎做得还不错，你还有其他潜在的焦虑问题吗？没有吗？没有？那么，有没有可能你是在利用这种所谓的创伤后应激障碍来逃避什么呢？" 我们也可能会责怪那个没有挣扎的人，质疑他是否真的做得很好："对于被派往阿富汗战场的人来说，创伤是很常见的。事实上，你们旅里的一些人也深受其害。你确定你不是在用酒精麻醉自己吗？"当我们开始以评判的态度进行询问时，它就不再是真正的询问了。

认识到语言对我们内心体验的深刻影响是非常重要的，这也是格蕾丝无法识别自己持久的创伤反应的部分原因；这是她花了几个月的时间反复做噩梦，无法进食的原因；这是一天早上，她在上班途中发现自己对着地铁站的垃圾桶反胃的原因；这是她花了几周的时间来考虑辞掉她认为有意义的工作，因为她认为工作一定导致了这些症状的原因。

当我们试图将自己的创伤经历与他人的进行比较时，当我们划分等级和类别时，这些都是弊大于利的。毕竟，创伤反应根植于杏仁核，而杏仁核是大脑的一部分，它还不够复杂，根本无法区分大创伤和小创伤。杏仁核太原始了，甚至连字母表都学不会，对这部分大脑来说，威胁就是威胁，创伤就是创伤。要求大脑的这一部分区分大创伤和小创伤，就像要求厨房里的烟雾报警器区分培根烧焦的烟雾和房屋着火的烟雾一样，是不合理的。

要问的问题不是别人是否会认为你的经历是创伤，而是对你自己来说它是不是创伤。如果你不确定，就看看你所依赖和认为理所当然的东西，它们是否完好无损？你是否能够清醒地认识到"我们是非常脆弱的"，并在日常生活中时刻提醒自己？还是说装着脆弱的玻璃瓶从高高的架子上掉了下来，摔得粉碎，让你的生活充斥着碎玻璃和赤裸裸的恐惧？

这个问题仅仅是个开始。我们意识到格蕾丝的痛苦是被转介的，即她的创伤反应是被她经历过的创伤事件激活的，而不是被别人认为可能是创伤的事件激活的，这仅仅是个开始。既然已经找到了根源，那么我们就必须想办法解决它。

通常情况下，为了把装着脆弱的玻璃瓶放回高高的架子上，我们必须提醒自己可怜的小身体，一直担惊受怕其实于事无补。我们可以通过重新调整我们的神经系统做到这一点。

创伤与自上而下的调节

创伤反应的大多数破坏性症状都源于记忆。大家可能还记得第三章所讲的，大脑的警报系统会将不堪回首的经历中的某些片段编码为具有内在威胁性的片段。当内部或外部环境中的某些东西将这些片段中的一个或多个部分代入我们的意识时，大脑的警报就会被触发，神经系统就会开始运作。

这种反应会在很多方面造成问题。首先，你无法简单地将装有脆弱的玻璃瓶放回架子上，然后继续享受生活。当你的应激反应系统一直处于超负荷运转状态时，你就很容易想到世界上所有潜在的危险方式，而完全忽略了当下正在发生的事情。我们会陷入无限的脆弱性，沉浸于潜在的损失、痛苦和恐怖。这种持续的焦虑和恐惧使我们失去了对当下的感知和把握。

为了治愈你的创伤，让你不再有这种感觉，你的记忆需要进行一些必要的整理和重新归档。快速回顾一下，每个长期记忆文件都包含三样东西：对事件的连贯叙述、事件中的情感内容以及赋予意义的标签（或几个标签）。当一个文件被组织得井井有条时，你就可以在需要时找到它，翻阅内容，然后将它放回去——一切都显得相对容易一些。

例如，如果我问你婚礼当天是什么样的，你可能会从一些情感内容开始回忆，比如"那是最美丽、最激动人心的一天"。当你回顾这些情感内容时，你可能会感受到其中的一些情绪，因为这就是这种记忆的作用。当你谈起那一天时，你会微笑，并感到胸腔中有一股暖流，然后，你可能会深入叙事内容，给我讲述当天的基本情况。比如，计划过程是怎样的，你是如何和所有伴娘一起准备的，以及在一起化妆时拍了一些看起来傻傻的照片。你可能会突然想起一段很久没有想起的有趣回忆，大笑起来，然后过一会儿，你可能会告诉我一个已经去世的人所说的非常感人的祝酒词。

在这个过程中的任何时候，如果有其他事情需要你注意，你都可以放下回忆，去处理被打断的事情。例如，如果在讲故事的过程中，你的孩子走进房间，要求吃零食，你可以很容易地转换角色，和他们谈谈想要什么样的点心，然后做点心，和他们一起吃掉点心，再把他们送回游戏室。这说明记忆已经很好地整合在一起了：你可以参与其中，然后在需要的时候把它收起来。

整合记忆的另一个标志是，它有一套标签或标记，在你叙述自我的情节中赋予它意义。如果我问你那天的记忆对你意味着什么，你可能会给它贴上标签：我生命中最美好的一天、漫长道路的开端、我做过的最好的决定。这些都是文件上的标签，这段记忆对你的意义和文件中的内容一样重要，文件也会随着时间的推移而改变。如果你的婚姻突然结束了，那么你可能会用不同的标签重新标记这个文件：我做过的最幼稚的决定、结束的开始、我非常希望有第二次机会的事件。

我们的大部分记忆或多或少都是这样的，或多或少也都是一体的。创伤记忆的核心特征之一就是它们并非如此，也没有被整合在一起。这不仅会给我们的记忆、我们整齐的文件夹和文件柜造成问题，还会给我们的整个神经系统带来问题，因为这些记忆碎片尖锐而锋利，会被警报系统识别为一种威胁。

众所周知，当大脑识别到威胁时，就会启动应激反应系统。该系统会重新调整体内正常程序的优先级，帮助你做好应对威胁的准备，这样你就更有可能做出有效反应，保住性命。当你被狼追赶时，或者当家中厨房电线故障引发火灾时，这种反应是非常好的。但当大脑对一些无关紧要的事情做出反应时，它就不那么好用了，因为它会在你努力度过工作日的时候，唤起混乱的记忆文件以及随之而来的所有破坏性的情绪和反应。

同样，出现这种反应是有原因的，说明你的"报警器"在工作。烟雾报警器在你做培根时响起，并不意味着它没有正常工作。但是，当报警器在无害的刺激下响起时，这意味着报警器已经变得有点过于敏感，需要重新校准。我们重新校准应激反应系统的方法之一，就是在大脑检测到威胁时，对身体机能进行重新优先排序。

当杏仁核触发大脑中的警报系统时，血流和电活动就会被从前额叶皮层（负责很多事情，但最主要负责的是理性思考和工作记忆）和海马体（良好的档案柜）中抽离。当你试图访问一段创伤记忆，以便对其进行理性思考，从而改变其意义标签并重新安排叙述顺序时，这可能是一件不小的事情。当警报系统启动时，你实际上并没有完成任何复述工作，你只是不断地重新暴露在创伤反应中。你的系统是在这样的假设下运行的，即你仍然或再次处于明显而现实的危险之中。

当血流和电活动被从我们用来处理创伤记忆的大脑结构中抽走时，我们必须进行人工干预，将部分血流和电活动送回大脑的其他部分（特别是前额叶皮层和海马体）。这种重新定向会减缓应激反应，从而使身体感觉平静而非亢奋。当我们使用大脑顶部来调节我们的系统，一直延伸到我们的脚趾，我们就是在使用自上而下的调节。

自上而下的调节是 EMDR 能够有效处理创伤记忆的原因之

一。在 EMDR 治疗过程中，治疗师首先会调动你的工作记忆（位于前额叶皮层），他们会给你一个需要你集中注意力和视野的任务，这个任务可以是多种多样的，但通常是让你用眼睛跟着一束光或一个移动的物体来回看。当你的工作记忆处于激活状态，你的前额叶皮层有血流和电活动时，你就可以访问创伤记忆，并开始与治疗师一起整理紊乱的文件。当警报系统开始启动时，你的前额叶皮层就会介入，利用理性思维识别威胁其实并不存在。随着时间的推移，你的大脑更有可能将记忆文件中的内容识别为中性的和无威胁的，你就可以进行必要的工作来整合记忆文件了。

重要的是要明白，这个过程并不能清除记忆文件中的情感内容，没有什么东西能做到这一点，但它确实会改变情感内容的强度，因为大脑不再认为情感内容会要了你的命。创伤记忆永远不会变成快乐或中性的记忆，它们仍然会有情感内容，它可能会让你哭泣或焦虑几分钟，不同的是，它们不会再干扰你一整天。你将能够把创伤经历看作你生命中的一个普通事件，就像你生命中的所有其他事件一样，而且你会觉得自己有能力为它添加自己的意义。

如果你对创伤治愈的目标是完全停止感受，那么你就已经为自己预设了失败。如果我向你讲述我父亲去世的那个早晨，那么我很可能会潸然泪下，可能会感到灰蒙蒙的悲伤情绪开始占据我的肺部空间。这个记忆仍然蕴含着情感内容，但早已不再是那个曾在半夜把我惊醒的充满恐慌的记忆了。

格蕾丝接受了 EMDR 的治疗，并提及了男友离开的那一天。她谈到了他们分手所带来的所有损失，她现在感到非常脆弱，这种脆弱让她每时每刻都心惊肉跳。随着时间的推移，她不再做噩梦了，可以正常吃饭、上班，甚至可以再次约会了。她有时还会想起那些脆弱，但大多数时候，它们都被放在高高的架子上，安全地保存在一个崭新的玻璃瓶里。

启示和工具

当我们认为创伤反应是软弱或功能失调的表现时，我们还常常认为，如果创伤的痕迹持续存在（无论是被全面诊断为创伤后应激障碍，还是一生都在与某些症状做斗争），就意味着我们已经破碎到无法修复的地步。我们假设创伤事件和创伤反应已经改变了我们，我们将永远如此，将永远无法恢复平静。我明白这一点，因为在很长一段时间里，我对自己的经历深信不疑。

但这都是鬼扯。

创伤症状是我们的自然适应系统随着时间的推移变得不适应的结果，警报系统适应后就会响起，而且响个不停。然而，我们的系统是可塑的，这一事实意味着，尽管可能非常困难，但我们完全有能力改变它们的走向。下面让我举个例子。

　　由于我从事的是高等教育和心理健康领域的工作，作为一名骨干，在疫情期间，我的工作都没有暂停，但停工极大地影响了我的休闲时间。我记得在 2020 年 3 月一个周六的下午，也就是为了预防新冠疫情蔓延而开始停工的几天后，我坐在公寓里，像一只受惊的小鸟一样焦虑不安，而在这样紧张的时候，我通常用来缓解焦虑的事情现在都不能做：商店和咖啡馆都关门了，瑜伽室和健身房也关门了，就连附近的远足小径和公园也关闭了。

　　"好吧，"我想，有点慌乱地环顾四周，想找点事情做，"我可不能这样下去。"

　　我不仅需要做些事情，还需要一点乐子。于是，我在购物网站上订购了一些彩色铅笔、一本涂色本和一些糖果。随着疫情的蔓延和停工的继续，涂色本变成了一些刺绣箍和线、一台缝纫机、一个拳击袋和手套。我工作、写作、观看视频网站上的所有内容、下载短视频社交软件、制作饼干、收听世界上的所有播客，并不断收集各种爱好。其中大部分都是我从未尝试过的，但很多都坚持了下来。

　　当然，有很多人并没有特权、资格或精力去负担爱好，但那些拥有爱好的人却如饥似渴。总的来说，我们烘焙了大量的面包，以至于酵母都快用完了；我们种植玫瑰和蔬菜，学习新的乐器和语言，散步和徒步旅行，购买自行车，在车道上尝试各种健身运动；我们在后院学跳萨尔萨舞，尝试水彩画和泥塑，在客厅地板上完成大型拼图。

我们中的一些人甚至把苛责别人的爱好当成了一种爱好。我们写短评，说烘焙是特权的又一恶心证明，跳舞是文化挪用；我们在社交媒体上发帖，说那些只有颜色没有描绘的复杂混色拼图对色盲患者来说是多么不方便，怎么敢生产出这样的产品；我们愤愤不平地完全忽略了重点，然后在媒体上撰文指出，这也是一种爱好。当我们陷入互相羞辱和自我羞辱的境地时，我们往往会忽视我们身体和心理上的自然反应是多么惊人和有效；我们经常使用各种应对工具来处理压力，但我们也没有意识到这些工具是多么高明，以及为什么它们如此有效。

这些爱好中的每一项——尤其是新的、不熟悉的爱好——都需要工作记忆的输入。当受到威胁时，我们会有意识地激活大脑这一无须立即行动的部分，这是恢复大脑相对稳态的一种方式。此外，当我们被灾难性的头条新闻惊醒，得知有更多的人死亡、病毒变种、政治动荡、枪击事件和经济衰退时，许多的业余爱好便提供了一种完成压力循环的方式。

最酷的是什么？我们在遭受前所未有的创伤和压力的时候，在没有意识到自己在做什么的情况下，共同去做了这些事情。我们做得很自然。

我们经常关注的应对技巧都是不得已而为之，但最终都是有害的，比如用酒精和药物来麻痹压抑的情绪。不健康的应对机制无疑是一个值得探讨的话题，尤其是当我们发现自己正处于阿片类止痛药流行的旋涡中，这几乎毁灭了整整一代人。但是，如果我们能够原谅自己在不堪重负时所采取的自我毁灭或不健康的做法，那么我们中的更多人就能从这些行为中恢复过来。

如果我们能少一些评判，少一些羞耻感，并承诺在没有这些东西的情况下将光明带入黑暗，我们就能更好地认识到痛苦的来源。越多的人知道心脏病发作可能被误认为是下巴疼，越少的人就会因心脏骤停而不必要地死亡；越多的人知道造成创伤的不是事件的类型，而是经历事件的方式，我们就越有可能从创伤经历中恢复过来。

创伤治疗工具：俄罗斯方块

如果在阅读有关 EMDR 的文章时，你已经开始上网搜索从业者了，就请保持这种兴趣吧，这是一种备受推崇、经过科学验证的干预方法，几乎没有什么负面影响。了解 EMDR 的理论基础可能也会对你有所帮助，这也是我建议你在治疗师办公室之外，可以使用老式电子游戏俄罗斯方块这种工具来帮助你进行心理治疗的原因。

是的，你没有看错：用手机玩俄罗斯方块是一种治疗。

多项研究表明，俄罗斯方块是治疗创伤后应激障碍的有效辅助工具。它可以减轻侵入性记忆和想法，可能有助于预防创伤后应激障碍的发展，甚至可以增加创伤后应激障碍患者的海马体体积。研究表明，每天玩 20～60 分钟该游戏可以降低基线焦虑水平。[2]

在任何时候感受到焦虑或紧张时，你都可以用俄罗斯方块帮助你缓解这种情绪。这意味着当没有实际威胁或者威胁并非迫在眉睫但你的身体却急于做出反应时（例如，当你阅读新闻发现自己无能为力的威胁），你都可以使用俄罗斯方块。它之所以有效，与 EMDR 起作用的原因如出一辙：当游戏对你的视觉空间系统（位于前额叶皮层）提出需求时，血流和电活动会被迫进入大脑的这一区域，从而远离警报系统，这就有效地关闭了警报系统，并发出一条信息：无论检测到什么威胁，都是虚惊一场。随着时间的推移，警报系统会重新校准，变得不再敏感，并学会只在出现实际威胁时才发出警报；而当警报是虚假警报时，警报系统会更快地关闭。装满脆弱的玻璃瓶便会更加牢固地放在架子上。

任何其他对你的前额叶皮层有需求的活动也可以，只是需要注意参与的内容和方式。例如，看社交媒体可以是重新激活前额叶皮层的好工具，但如果你用它来与他人比较自己的生活，结果会让你感到不安全，就不行了；或者，如果你回忆你的前男友，重温尴尬和被拒绝的时刻；再者，如果你与政治立场不同的人争吵；又或者，你出于义务对同事和朋友做出回应……当我想用社交媒体来调动我的前额叶皮层时，我会看看小兔子，有时也会看看小山羊。

　　一般来说，注意你在做不同活动时的感觉，并以此为指导。如果活动让你感到愤怒、不安或紧张，这意味着你的杏仁核处于在线状态，并从前额叶皮层获取资源；如果活动让你感觉平和，需要你集中注意力，这意味着你的前额叶皮层处于在线状态，并开始从杏仁核手中接管大脑的控制权。

第五章

马克斯的沙漏
——当丧失具有创伤性

没有什么能弥补吾爱之人的空缺，试图找人取而代之亦非正解；我等务须坚守抵抗坦然视之。乍听之下异常艰难，然而亦可颇多安慰，鸿沟只要尚未填满，纽带就可联结彼此。

——迪特里希·朋霍费尔（Dietrich Bonhoeffer）[⊖]

从我们一开始咨询，马克斯就没停下过说话。她已经说了 22 分钟了，却不曾有过一次停歇——不曾说过一句客套话，不曾停下喘息，也不曾核对确认或询问问题。

"我还有一件事情没告诉你，那就是我怀孕了，天啊！怀孕！不过我还是预约了终止妊娠的手术，我当然不会把孩子生下来。你知道吗？我会不停地想到沙漏，每次闭上眼睛就会出现沙漏的画面。只不过那个沙漏里的沙子不是慢慢地洒落，而是快速倾泻下来，越来越快，越来越快。不管怎样，我之所以讲这些是

⊖ 20 世纪神学家，德国信义宗牧师，曾参加德国反对纳粹的抵抗运动，后被纳粹绞死。——译者注

要告诉你，我只是需要一个能让我无话不谈的人，你能懂吗？可能我讲出来了就会让沙漏里的沙子慢下来。我从来没有对什么人倾诉过这些，我背负的事情太多了，多到我无法承受，对我而言那太多了。哪有人能受得了这样呢？可是时光飞逝不等人，而我已经迷失了方向，我什么都不知道，一切看起来都没有意义。所以，你觉得你能帮我吗？"

我感觉马克斯好像把一个巨大的、纠结的毛线球扔给我，说："看啊，这就是我的小生命，如果我们不能尽快理顺它，我就无法继续下去，救救我啊！"我非常清楚自己甚至还没有厘清全部的故事脉络，只是知道故事里大概杂糅了大规模搬迁、职场丑闻、母女吵架断绝关系、朋友去世、离婚和怀孕等一系列情节。这一切向我快速砸过来，就好像是肥皂剧里的情节——速度与激情。

不知道为什么，她刚才一直不停地讲话，我的思绪却卡在了那个沙漏的画面里。

"这可能看起来有点临时起意，但我想要你花一分钟和我来一场旅行，"我对她说道，"我们稍后会一起制订一个计划，然后慢慢帮你捋清楚，但是现在我想先和你聊聊木屑艺术。"

"木屑艺术？"马克斯看起来相当惊讶，可能还有点愠怒。

"是的，你没听错。我的学生有时会告诉我，说我是他们认识的人里最能想起一出是一出的，但我保证现在我们聊的木屑艺术和你想要的理顺思路之间是有联系的。意大利在每年 6 月都会举办花毯节，艺术家们一整晚都会用各种颜色的木屑在街道中间创作错综复杂又漂亮多彩的地毯（他们以前是用鲜花制作的，但近年来大多数展品都用彩色木屑来制作了）。他们运用小筛子、滤镜、模板和画笔来制作，使得这项艺术美得让我无法用语言来形容。而且他们就在街道中间完成，那么光彩夺目，那么复杂多样，让人难以置信。他们不眠不休地创作，使你可以随时闲逛观赏他们的创作过程，咖啡馆也是 24 小时营业，没有人去睡觉。"

"然后，等到早上太阳一升起来，当所有的木屑画都创作完毕后，异常盛大的游行队伍就会穿行而过，将地上小心布置好的木屑弄得四散飞舞，就像冲着蜡烛吹了一口气那样'噗'的一下，所有的心血之作瞬间消失了。"

"我总会想到这种木屑艺术，因为对我而言，生命中的一切有时正是如此——它们鲜活生动、令人惊叹却又转瞬即逝。有时我能对此心怀感激并心生敬畏，而有时我又真的备受打击并为此心碎。很难让自己意识到万物终将消散，你能理解吗？"

在我说话的时候，马克斯坐进了椅子里，放松了肩膀，她终于有时间喘口气了。而一旦我变成了提问的口吻，她就身体前倾又开始极速思考了，她整个人的情绪都变得激动起来。

"是的！我懂，我真的懂，确实如此，只是我觉得我的画作来不及完成了，就像是游行队伍马上要从上面穿行而过了但我还没来得及画完我的画，所以我会说，'等等！等等！再给我点时间，我还没有画完！可是天亮得太快了！'"

我对马克斯的这种急速飙车式思考方式非常熟悉。尽管马克斯的几个议题看上去彼此毫无关联，但我敢肯定，她最主要的痛苦根源在于好友的去世。我猜这一创伤性丧失就像颗炸弹一样击中了马克斯，而她发现的其他问题都是散落在自己身上的炸弹碎片。

在动作片里，你见过那种大爆炸后，主角被炸得跟跟跄跄地跌倒在地，耳中嗡嗡作响、眼前画面摇晃的情节吗？马克斯就像是这样，只不过她被困在那个镜头里了，而电影还在继续，她还没有回到自己的躯壳里。带有创伤性的丧失被引爆了，一切都失去了意义。

创伤性丧失的必然性

对所有人来说，丧失都是早晚会经历的。生而为人的一部分就包括了经历丧失。有时候那些丧失是我们有时间提前准备的，比如隔代长辈长期卧床后去世了，我们是有时间慢慢告别的。虽然我们都很难过，但内心也是平和的，所以我们也会对结局欣然接受。然而有时候丧失并非可以提前准备的，它们突然而至、令人痛苦、毫无公平可言、简直不可思议。我们之中的一些人可能会在成年后有机会经历一连串这样的丧失，然而丧失的普遍性并不意味着容易面对。

读研究生的时候，我有一位亲近的朋友突然去世了，我是在去上课的路上得知消息的，我的教授发现我坐在教室外的过道上，面如死灰、大张着嘴巴。他让我回家去，说会把课堂笔记分享给我。我点点头开始收拾东西。他在返回教室前，让我去读拉尔夫·沃尔多·爱默生（Ralph Waldo Emerson）的散文"经验"。"相信我，那会对你有所帮助，"他说道，"其实你可以下周给我们做个报告，那样我就确定你去读它了。"

我哭红了双眼，浑浑噩噩地往家走，坐在火车上的时候感觉自己被这个打击给彻底震懵了。我满脑子想到的都是朋友的笑声——沙哑、轻松、充满感染力，而我再也听不到这样的笑声了。我能感觉到笑声正在慢慢消失，沙哑的、轻松的，呃……第三个词是什么来着？我头晕目眩地坐在了小餐桌前，打开了爱默生的《散文演讲集》，找到"经验"这一篇。

爱默生以几乎不可能有人能读懂他的文章而出名，这篇散文也不例外。开篇就是"我们发现自己身在何处呢？在那一系列我们无从得知却又相信自己不会遇到的极端情况里。我们醒来时已发现自己身处楼梯之上；下方有台阶，似乎是从那里攀爬而来；在我们的上方也有很多台阶，向上延伸一眼望不到头。"[1] 我读了一遍，又读了第二遍，然后是第五遍，直至第七遍，而我在整篇文章里能看懂的也就这么点了。我的那位教授似乎认为这篇文章能帮助我理解朋友的去世，但我只觉得这篇文章空洞、冰冷和怪诞。我看到这篇文章只会觉得我也在楼梯上，搞不清楚自己怎么会来了这里，而我又将去往哪里。我需要一些背景知识，如果我不了解爱默生写这些是什么意思，那么没准知道他为什么写这些会对我有帮助。所以我去看了看他的日记。

1842 年 1 月 28 日："昨天晚上，八点十五分，我的小沃尔多走完了他的一生。"[2] 这一页只写了这么一句话，剩下的全是空白，我屏住了呼吸。

所以背景信息就是：丧失。爱默生的儿子沃尔多在年仅五岁时死于猩红热。这个沃尔多就是上文中的那个"小沃尔多"；这个沃尔多，就是爱默生笔下" 我曾看到一个可怜的男孩，当他来到树林里的一丛紫罗兰前，跪到地上，闻闻花香，亲吻花瓣，然而离开的时候并没有摘走它们。"[3] 的那个沃尔多。这个沃尔多就是"像鸟儿一样放弃了他那小小的天真的呼吸"[4] 的那个沃尔多。

爱默生写的是悲恸。他并非在描写和悲恸相关的东西，而是在用文字写出悲恸本身的样子。

于是有关这篇文章的零星段落变得清晰起来，也慢慢变得可以读懂了。之前在我脑海中百思不得其解的一句话里，爱默生强调说，人类情境里最不美好的部分，就是"所有事物都转瞬即逝并且难以捉摸，我们越是想要伸手抓住，它们就越会从我们的指缝间溜走"。[5] 而当我从悲恸的视角看待这段话时，其含义就变得更加明朗：生而为人最不幸的部分就是我们总想要抓住什么东西，即使我们所抓住的每样东西都会从手中溜走。我们是注定要抓住什么的，而世界注定是要消逝的。

天啊！

这句话让我想起了莱斯莉·贾米森在《十一种心碎：痛苦的故事形态学分析》里写到的一行优美的文字："丧失的根系在我整个生命的领域里呈放射状并有节奏地伸展开来。"[6] 她虽然是在写自己的经历，但也同样符合所有人每时每刻的经历。我们都是以丧失为根系成长的。如果真的是这样，那么其他人就总会从我们的身边消逝，而我们自己也会从他人的身边消逝。我们自己经历丧失的同时，也成了别人的丧失。难怪马克斯一直在想着沙漏，也难怪对她来说沙子会流得那么快。

虽然听起来有点矛盾，但丧失的根系确实明确了我们与他人的联结，并使得这些联结成为可能。

我的教授之所以给我留了那个作业，因为他看出了我是第一次真正面对并意识到朋友的消逝，他想让我知道自己并不孤独。我那时应该正在爱默生的楼梯上，而我所纠结的东西也是所有人都会纠结的，也是我们一直都在纠结的东西。

经过五六次心理治疗后，马克斯开始放慢了节奏，并且告诉了我更多的事情。她去世的朋友是一个和她关系很亲密的人，马克斯在四年级时遇到了这位名叫保罗的男生。他们之间的关系从一开始就很富有戏剧性。两个人在认识并成为好朋友一年后，保罗搬家了。马克斯很崩溃，她把对保罗的心事都写在自己一个带锁的粉色小记事本里，包括她怎么觉得自己爱上保罗的，保罗因为爸爸换了新工作要搬家横跨两个州时她多么抓狂，以及她从来没有从这次好朋友离开的痛苦中走出来，也永远不会再像爱保罗那样去深爱别人。可是缘分真奇妙啊，两年后，保罗又搬回来了。

"你以前听说过这种事吗？"马克斯问道。当她身体前倾来强调缘分妙不可言时，我透过她的行为看到了她在六年级时在餐桌前问妈妈同样的问题时的样子。

我想我从来没听说过这种缘分，但我没有说出口。我听说过很多他乡遇故知的故事：在离了两次婚、生了五个孩子后又在高中联谊会上重逢了，或者在各自的配偶去世后又通过社交媒体找到了彼此。但我从未听说过哪个小孩在搬家两年后又搬回到好朋友的身边。

他们又继续做了 17 年的朋友，直到那天早上保罗外出跑步，可是再也没有回来。先前几天，他是失踪的状态，于是大家成立了搜索小队，也在社交媒体上寻人。后来他被找到了，却是在公共停尸房。死因是摔倒并撞到头部，当场死亡。时年 28 岁。

难以想象。

无法面对自己最好朋友的离世，马克斯开始变得消沉。她和一位同事搞外遇，这是一段很危险的关系，既可能搭上自己的婚姻也可能搭上自己的工作。然后她心血来潮，换了另一份工作，还搬了家，她深深地卷入了一件职场丑闻，离了婚，又开始谈恋爱，坠入情网，意外怀孕，又开始出轨。

在一次心理治疗时，马克斯蜷缩起来双手抱头，看起来很煎熬，她无法理解自己的行为。

"我甚至并不想做这些烂事，我到底是怎么了？"

"马克斯，在我看来你是在回避问题，也就是预演丧失。你因为害怕在某个事物上全情投入，所以你把自己分散到全国各地，分散在几份不同的工作上，分散在好几段恋爱关系上。你内心似乎有一种驱使你这样分散开的东西，仿佛这会像是一种保险、保证之类的。如果你哪里也不去，你当然就不会迷路，如果你什么都不承诺拥有，你当然就没什么可失去的。

她看着我，面如死灰，嘴巴大张着说道，"就是这样，就是这样"，然后开始大哭。

马克斯在丧失密友这件事上感到孤独，从某种程度上讲，她也确实孤独。她让自己独自面对这一切，将自己的精力和注意力分散得那么遥远、那么广泛，以至于自己都无法完全投入任何一个方面。但她也绝非孤身一人，我们都在对抗这样一条白鲸。一旦我们彻底承认了丧失的存在，那么我们与其他人的联结就都是潜藏着丧失的。我们当中的一些人虽然也有能力忽略这一点，但不管我们想不想承认，丧失就在那里。

创伤性丧失和大脑

在这一点上你可能想知道，这样的丧失和我们的大脑或创伤反应又有什么关系呢？答案是，全都有关系。丧失都具有潜在的创伤性，但有时我们不会把丧失标记为创伤。我怀疑其原因源自旧有的定义。还记得在 DSM 里创伤被定义为"超出常态的事件"吧。因为丧失是不可避免的，因为我们都会面临很多种丧失（有些是意料之中的，有些则是意料之外的），我们倾向于将这些标记为"不带创伤性的"，或者将这些不同种类的丧失区分为可能有创伤的丧失和完全不会有创伤的丧失。

但请记住我们正在学习（和已经掌握了的）的关于创伤的知识：创伤性体验不应依据发生的事情来定义，而应依据经历产生的反应来定义。如果该经历摧毁了神经系统，导致我们的应急创伤反应被启动，同时关闭了我们的记录和归档流程，那么这一经历就是有潜在创伤的。如果我们无法平静下来重启自身系统，也找不到他人来帮助我们关闭创伤反应的开关，那么这一经历就会变成持续性创伤。所以并不是因为我们都会面临丧失，丧失就不具有创伤性了。而且，哪些丧失会对我们造成创伤，哪些又不会，也并非我们所能预测的。举个例子，一名年长人士在长期患病后的离世虽然是意料之中的，但是如果你将自己视为其照顾者的角色并且在你悲痛欲绝时没有得到适当的支持或帮助，那么这种丧失就会具有创伤性。

所有级别的丧失和所有级别的创伤性体验一样，都建立在羞耻感的基础之上。

马克斯失去朋友时所遭遇的丧失就是一种创伤性丧失。这让她的身体不堪重负，并且叫停了她的记忆记录机制，所以该丧失非但没有重新整合为有意义的记忆，反而成了她无法关闭的创伤性反应。而且该创伤性反应显现的方式也有点狡猾，并非那种做噩梦和高度惊吓式的反应，而是通过她努力确保自己不会和别人产生联结显现的，这样她就不会再次痛失所爱之人了。因为我们的应对机制通常是由我们更原始的大脑结构（杏仁核）设计的，所以这些应对机制不够理性，会导致受恐惧心理所驱动的冲动行为。尽管这些机制的目的是要保护我们，但最终帮了倒忙。这可能就是马克斯觉得时间飞逝的原因。由于她没有选择自己下一步的行动，恐惧就帮她做了选择。马克斯长期被激活的应急系统让她以为联结就等同于危险，所以在行为上她也在试图欺骗这个系统，那就是将自己分散在尽可能多的表面联结上，这样自己就再也不会被失去所爱之人搞得脆弱不堪了。

正如其他种种原因造成的创伤一样，马克斯所遇到的这种创伤也需要被重新整合，好让她有能力改变自己的行为。要整合创伤，她首先要面对创伤。所以我们的好多次咨询都是在帮她做到这一点。我们坐下来历数那些记忆文档，包括她和朋友的关系以及两次痛失好友——第一次失去他是在小学四年级，第二次就是好友去世。她感受到了卡在那里的情绪是什么，我们谈到了那些丧失意味着什么，以及它们是如何影响她的。一旦我们面对了将马克斯分散到全国各地以及劈腿几段恋情的这些事，她就不再焦虑、恐慌和四处奔波了。时间开始慢下来，她也开始做一些自己想做的事情。她仍然会害怕丧失，但是现在恐惧浮现时不再是一种破坏性的力量，而更像是一种敬畏——是在提醒自己某件事或某个人对自己有多么重要。

启示和工具

在《悼词集》这本书中，雅克·德里达（Jacques Derrida）写道："拥有一个朋友，看着他，用眼睛跟随着他，在友谊的关系里崇拜他，就是以一种更强烈的方式知道，哪怕已经受伤，也要一直坚持，然后变得越来越难以忘却，最终你们之中的一人将不可避免地看到对方的死去。"[7]

再次感叹一声，呜呼哀哉。

　　我们所有的关系都带有不可避免的丧失。它在远方的地平线上若隐若现，像个无处不在的幽灵，它也会近距离地出现在我们身边，就在我们彼此联结的那个时刻，我们就已经开始隐没了。我们的人际关系看似是由也确实是由彼此纠缠然后隐没无踪所构成的。

　　我们在和另一个人联结时，有种像是点到为止的触碰。我先讲讲我自己，我也会把自己的一部分展现给你看。但无论是我的想法、秘密还是拥抱，都是就事论事，说完就完，然后我会问你一些有关你的信息：你怎么想的？你的感觉怎么样？你喜欢什么？就像这样，然后我们就此打住，我们无须为了彼此要死要活的。我们从此之后隐于众生不再相见。

　　我们就是这样啊，生而为人的意义就是成为过客，而且身边围绕的事物也都是转瞬即逝的（就像木屑画一样）。我们心怀期待，然后我们离场谢幕；我们强求索取，而后我们一无所得；我们彼此纠缠，然后我们泯于众人；我们汲取教训，而后错误再次上演。

　　但这真的能叫错误吗？一旦我们明白了丧失总会发生，为什么我们还要一而再再而三地屈从于它呢？我问了自己很多遍这个问题，因为我们的工作就是纠结于这个问题。这就是生而为人的意义所在，目的并非避免丧失（我们也无法避免），而是努力不要太被这种强求或哀伤羁绊。

创伤治疗工具：还拥有什么

我一直觉得对于死亡的仪式有种奇怪的安抚感——我们小心翼翼地保存一个人的遗物，无比温柔地让逝者得到安息。并非只有我们一个物种会进行这些温情又圣洁的仪式，大象会用象鼻轻柔地抚触死去的同伴的尸骨，会用树叶和尘土覆盖在尸骨上，还会和同伴的尸身一起待上好几周的时间。

但是遗留之物并非只有逝者的身体，遗物还可以是指死后得到延续的东西。当我们询问一条生命还留下了什么，我们其实是在询问有什么延续了下来、遗留了下来、秉持了下来。这听起来像是有点冒犯的问题，一开始你可能想要抗拒这个问题，你的回答可能会是："没有，什么都没延续下来。"那也没关系的，先把问题搁置一边，然后过几周后再来看看。

我的父亲去世后，我收到了很多表达安慰之情的卡片，以至于我花了好几周的时间整理卡片，又花了几个月的时间回复卡片表达谢意。许许多多的卡片就是一种确切的证明，它们证明了我的父亲留下了什么，即使他的离世那么突然。

其中有一封信是位男士写的，在他还是小孩的时候，我父亲曾是他的牙医。他在信中写道：

　　我和我的家人向您及您的家人谨致以最深切的同情。对于鲍勃的去世，我们深感悲痛，我经常会想起他。

　　大多数 12 岁大的孩子不会拥有我和牙医之间的这种关系，那是在我接受根管治疗的时候，大约持续了 25 周，我每周都要有一天来看牙。尽管一想到看牙我多半会哭，但我总是期待着能坐到诊疗椅上。他总是会说些善意的话语、露出真诚的微笑，他内心真的拥有一个温柔的灵魂。

　　我不确定您是否了解全貌，但对我而言家里的情况真的很艰难，是他的美好存在抚慰了我，并给我留下了持久的印象，以至于在某种程度上我觉得它将我从小时候的虐待中解救了出来。虽然我无法拥有一位像他一样的父亲，但我经常想象我的父亲就是这样的，而那些想象如今又帮助了我成为一个好父亲。

　　我很难过地意识到我再也不能告诉鲍勃他的善良对我具有多么大的意义了。他真的是一位了不起的人，在地球上行天使之职，不仅因为他在补牙时带着微笑，还因为他在用自己的方式默默行之，可能连他自己都没有意识到这一点，他在修补牙齿的同时也是在修补人心。

　　我想念他，也会一直记挂着他。

　　我不知道自己是否相信死后有来生，可能永远也不会相信吧，但是这封信却以一种非常真实而有形的方式告诉我，我父亲的精神还活着。这些留下的东西帮助我明白自己还拥有很多东西，而丧失并非故事的全部。

接下来这个练习就是让你放下那些失去后再也无法完成的清单。别担心，那个清单永远都不会丢失的，只要你做完了，你就可以再回头去看它。但如果你只是盯着那个清单不放，那么你就会错失那些还拥有的、延续下来的、遗留下来的、秉持下来的部分。

第一步：花几分钟时间，将思绪带往你失去的所爱之人。把所有你喜欢他们的部分都想一想。

第二步：着手将那些即使他们去世了你也要保留的东西列出一个清单。比如有趣的回忆、他们的幽默感，或是在你四年级时他们教给你怎么画长除法的课程亮点。

第三步：想出 3～5 个具体的方法让你将这些东西带到自己的生活里。比如，你能不能教给别人同样的窍门，让自己用和失去之人一样的方式慷慨待人，或者把他们讲过的你最喜欢的笑话分享给每一个人。

列出这个清单并不是在否定你所失去的东西，而是一种更全面的拥抱它的方式。这也不是在否定你对每一样东西的想念。相信我，我知道那个清单有多长，我也知道清单的内容是极其真实的。重要的是它能温和地提醒你，丧失并不是全部，这个世界不全都是可怕的，即使是最令人心碎的丧失，仍然会有一些东西留下来。

第六章

艾瑞卡的创伤性羁绊

——我们为何重演创伤模式

> 每个人的灵魂都有暗黑的一面。我们都想成为欧比旺·克诺比（Obi-Wan Kenobi）⊖，大多数时候也确实做到了，但所有人的内心深处也都会有一个小达斯·维德（Darth Vader）⊜……至于我的经验吗？那就是你必须面对那种暗黑，紧盯着它，让它动摇，继而降伏它。就像尼采说过的，生而为人可是一项复杂的工程，那就给灵魂的暗夜一个拥抱吧，嘴里号叫着没完没了地干啊。
>
> ——电视剧《北国风云》中的克里斯·斯蒂文斯
> （Chris Stevens，由 John Corbett 扮演）

我刚为艾瑞卡写完了一份法庭陈述，我以她的口吻恳请将其前夫绳之以法并延长对前其夫的限制令，因为她的前夫想要杀死她。本不应该有人向法庭恳请这些的，我之所以用她的口吻代其写就，是因为她的亲密关系已经让她无法为自己

⊖ 电影《星球大战》中的绝地大师。——译者注
⊜ 电影《星球大战》中的黑暗尊主。——译者注

发声了。

　　我向艾瑞卡说明了，有时我们的行为会连自己都无法解释。有时我们会和想要置我们于死地的人保持联系，因为无法想象不去联系会怎样，我们也不可能不去联系。事实证明，想要把一个人相互对立的两副面孔融合到一起可是一项非常艰巨的任务。这个人的 A 面是让你迷恋的、让你信任的、能哄你大笑的、使你坠入爱河并与之结婚的人；B 面则是行为举止像个暴君，是知道你的弱点却偏偏在你心上扎刀的人，是用暴力而非爱意对待你的人，是美好一面能突然消失在黑色虹膜之后的人。他的两面截然不同以至于看起来就像是两个人，甚至连行为举止和面部表情都跟着变了。但是否定对方最后只会导致我们开始怀疑是自己出了问题，这两个人明明用的是同一具躯体、同一张面孔啊。

　　你能看到事情是怎样迅速变得不合情理的。

　　要说艾瑞卡失策过吗？确实有一次。那是在结婚纪念日当天，她给前夫写了一封信，诉说了自己对于夫妻共同生活最终分崩离析的感受。她并不是想要得到前夫的回应，也没有质问前夫为什么那样对她，她只是在向对方说明自己的感受是什么。没想到前夫联系了她，为所有发生的事情而道歉，还透露了自己正在参加一个帮助改善愤怒情绪的项目。于是她又开始企盼，或许一个人身上并不存在两个矛盾的人，没准之前是她弄错了，大概之前那种让自己惊愕、难过、备受打击的经历都不是真实的吧。

结果四天后，他进入她的家里想杀死她。

既然她是主动联系的一方，那么法庭将会采信的唯一说法就是，艾瑞卡是且从以前到现在一直都是一个操控别人的撒谎精。她都写信给前夫了，那么她肯定不是真的害怕他。如果她还愿意联系他，那么他就不可能是会实施暴力的人。如果她还爱着他，那么他肯定就没有伤害过她。

法庭对于她的这种预判（当涉及这种剪不断理还乱的家庭暴力时，这是一种极其无知的预判）会使她的生命处于危险之中。而她唯一的机会就是一纸诉状。她不得不在法庭上当着前夫的面，也就是那个试图杀死她的人，宣读这份诉状。她还必须在前夫聘请的那个虚伪的辩护律师面前宣读这份诉状，而鉴于她的前后叙述非常不一致，那个律师则会绞尽脑汁把她刻画为一个撒谎成性、想报复前夫的酗酒者。

等一下。

你们有没有停下来想过她没准真的是一个撒谎成性想报复前夫的酗酒者呢？哪怕她没有撒谎成性也不是想报复前夫，但真的是个酗酒者呢？谁叫她前后的说辞那么不一致啊。

我真这样想过。

但是我知道如何在被偏见影响之前就识别我脑中的这种偏见。

我很清楚，就我所知道的艾瑞卡的每一条情况都和受虐关系中的女性情况背道而驰，但无论怎样她都是被虐待的。像这样的偏见是在我们自己没有现实经验的情况下，被媒体、伪科学和长久以来的社会风俗灌输而来的。在这样的案例中，我们先入为主地去怀疑受害者并同情施暴者，部分原因是我们自己觉得回到一个对你施暴的人的身边好像并不合理。但我们却不愿意去思考一下，就连理智之人也会做出非理智的事情，何况是普通的受害者，那么回到施暴者的身边只不过是把自己之前的非理智行为又重复了而已。

我帮艾瑞卡的诉状打了草稿，这样她就不用盯着空白纸张，下笔的同时还要对抗内心的羞耻感了，那份羞耻感已经像条蛇一样盘在她的肩膀上，箍紧了她的脖子让她难以呼吸。我帮她打草稿还有一个原因是，即使她全都改掉重写一遍，我也希望她能从我已经写好的现成内容里看到那些我之前和她强调过的：她那些无法解释的行为，在我看来都是可以解释的。这种创伤性体验是能够被人理解的，也是可以被处理并调和的。我之所以知道这一点，是因为我自己就做到过——还做到了不止一次。

所以，我们在此恳求这种本不应该有人会恳求的怜悯。

为什么艾瑞卡还爱着那个具有暴力倾向的前夫呢？她为什么就不能追忆自己的结婚纪念日呢？到底是什么让她给那个让自己费了九牛二虎之力才得以申请法院禁止令的人写了一封邮件呢？是什么迫使她去违背理智一次又一次地回到他的身边？我们怎么

才能知道她不会再回到她的前夫身边呢？

　　有时，我们只有通过一个简单的隐喻才能理解一个复杂的事物。

　　你见过那种稀土磁铁吗？它是现存世界上最强的永磁铁。使其吸在一起的磁力强大到一个人的身体如果挤在两个磁极之间就会皮肤受损甚至人体骨折。如果两个磁极离得太近就会互相靠近，而两边的磁铁如果发生对撞就会碎成齑粉，可想而知其磁力有多强。

　　艾瑞卡和她的前夫就像是这种稀土磁铁。他们之间的关系有如一种将他们互相拉近的磁力，当他们两人对撞时，她的自我感就会分崩离析，导致她自己和整个世界变得难以解释。

　　当这种稀土磁力在一段关系中扎根下来，它就成了创伤性羁绊。创伤性羁绊是未经处理的过往经历、不对等的能量动力和摇摆在暴力与情感间的矛盾行为的混合体。

　　创伤性羁绊就是亲密关系里的稀土磁铁——拥有致命吸引力的危险性质。

创伤性羁绊

　　让我们先来澄清一下：如果你经历过创伤性羁绊这种关系模式，并不意味着你是在刻意展现它。你并不是什么人渣吸引体质，你之前也并没有向老天爷要求承受这种痛苦和困扰。如果你真那么想了，那么在心理上就相当于你身患癌症全是自己的因果报应，或者老天爷发起飓风来打击地球人是因为我们当中有人冒天下之大不韪搞同性恋，这可真是太扯淡了。

但是如果这种扯淡说法是对的，那么事情反而变得简单了。那样我们要做的就只是下定决心打死都不去吸引有毒的人渣就可以了。然而遗憾的是，创伤性羁绊远比这要复杂得多。

"创伤性羁绊"这个专业术语常常被世俗说滥了、说歪了，被用来描述很多变了味儿的人际关系动态。举个例子，你或许听说过两名战士因为一起从战场上幸存下来而形成了紧密的联系，大家就说他们是通过创伤才被绑定在一起的。又可能你听说过那种奇怪又奇妙的心理现象，即被绑架者会对绑匪发展出一种亲密感，大家就说他们是在创伤情境中被绑定在一起的。最近，该词语还被用来表示那些图片网红之间的一种关系模式，就是有人会不断地发现自己总是和不适合的人谈恋爱，大家就说他们是被创伤性羁绊缠绕在一起的。

其实这个专有名词来自创伤心理学史上一个研究的软肋，即对亲密关系里的暴力的研究。

这是一个令人感到羞耻的历史事实：科学界曾有一种普遍的理念，即亲密关系中的暴力是受虐待一方的人格结构造成的。我给大家简单直白地解释一下：就是科学界认为，虐待是受害者的过错。这可不是什么乌合之众或者没有受过教育的人才会有的无知想法，而是一种在当时非常流行的科学理论。

在 20 世纪 60 年代中叶，研究人员打算对那些存在躯体虐待的婚姻关系进行研究，想要搞清楚这是怎么发生的以及为什么会发生。他们首先接触了那些对自己妻子实施暴力的丈夫，但这些男性都不愿意细说也不愿意承认自己的过错，反而无一例外全都指责自己的妻子。

"都怪她。"丈夫们普遍这样宣称，其异口同声得就像是个合唱团，推卸自己应负的任何责任。"我是个温和的人，以前可从来没有这么暴力过。她总是知道怎么能把我惹火，她也一直知道自己事后会得到很多的同情，她是故意那么做的。"

然后研究人员又找来妻子们，这些女性和丈夫们不同，她们放不开也不健谈，在被问及自己婚姻中受虐的情况时，她们被吓得够呛。总体而言，她们都是一副很淡漠、有点疏远、冷冰冰的样子，完全就是优柔寡断、消极被动的感觉。让人奇怪的是，她们全都表现出了这样的特质，结果使得研究人员臆测为那些丈夫说得对。否则，为什么所有被虐待的女性都有相同的人格特质呢？研究人员推论，有一种女性的人格类型就是会挑起好脾气男性的暴力一面。研究者还推测，这些女性是自己想要被虐待的，也需要被虐待。这种人格类型就像磁铁一样使得男人挥舞起拳头。这些女性是受虐狂。

说到这里，这个关联性的推论错得最离谱的一点可能就在于：没有人考虑过，或许是躯体虐待导致了这些女性的人格特质，而不是因果颠倒过来。

在 20 世纪 80 年代早期，也就是在"女性被丈夫暴打是因为她们自己想要被打"这样的理念所指导的临床治疗持续了 20 多年后，研究人员注意到基于这种理念的治疗方法没有效果。最终证明发现，对暴力行为中带着羞耻感的受害者进行治疗是没什么疗效的。（一脸震惊！）

特别是唐纳德·达顿（Donald Dutton）和苏珊·佩因特（Susan Painter）这两位研究者，他们推测出虐待行为本身可能会改变女性的人格。这些女性之所以回到暴力性的关系里并非因为她们想要被虐待；她们回去是因为她们失去了自我感知。处于这类关系中的伴侣之间的联结貌似非常独特，达顿和佩因特将其叫作"创伤性羁绊"，具体定义是"当其中一人对另一方存在非持续性的骚扰、殴打、威胁、虐待或恐吓时，二人之间强烈的情感纠结的发展过程"。[1]

请注意其中的结构：将这种可怕关系付诸行动的磁力并非只存在于一方的身上，这种磁力是动态变化的，并且是被时间、权力和羞耻感以指数级放大的。

在研究这些关系时，达顿和佩因特注意到有两个组成部分一再出现：被伴侣中的一方所利用的不平衡的权力动态，以及混入了强烈情感的间歇性（而不是持续性）虐待。这两个组成部分加在一起，在两个人身上造成了毁灭性的人格转变。围绕这种关系的人格一旦被塑造出来，就会形成一种危险的强大羁绊，并且变得很难脱离。

当一个人被另一个人降伏或控制的时候，一种不平衡的权力动态就形成了，这可能以任何形式出现。比如，一方伴侣可能比另一方更有钱，或者一方从事着有名望的工作从而可以提升其社会地位。

即使权力不平衡没有表现为明显的暴力或虐待行为，但这种不平衡本身已经足够引发一场冲突和紧张局势的大火。这场大火可以被扑灭，也可能被就此点燃。造成这种火灾的一个特别有效的助燃剂就是自我价值的夸大和贬低。我们可以很容易地看到权力更大的伴侣是如何开始感受到自己被夸大的价值感，以及权力更小的伴侣是如何感觉整体价值感被贬低的。

随着时间的流逝，这些有价值的感觉和无价值的感觉都会通过伴侣双方的各自行为显现出来。权力更大的伴侣可能开始存有贬低轻视另一方的心态，继而在行为上也开始这样体现出来。这种对待伴侣的变化可能会引发权力更小那一方的担心，其内心就会充满自己不够好的恐惧，继而将自己视为没有价值的或者在各个方面都贬低自己。她们的价值感越少，就变得越贫乏，而这就正中了之前贬低她们的大权在握的伴侣下怀。

想象一下，萨姆和劳伦是一对夫妻，他们大学毕业后从小镇搬到了曼哈顿生活，因为劳伦找到了一份不错的新工作，萨姆希望自己在几个月内也可以找到一份好工作。劳伦现在是家中唯一有固定收入的人，所以她在支付所有的账单，也是她最先交到朋友，两个人的社交生活也是以劳伦为中心的。

萨姆为劳伦感到高兴，但是劳伦春风得意的时间久了之后，萨姆开始感到沮丧，为什么自己就不能轻易地找到一份好工作呢？他从早上开始就要可怜巴巴地花几小时投简历，然后等着劳伦下班回家。劳伦开始对他感到恼火，因为自己辛苦工作一天回来还要看着他沮丧且颓废的样子。她开始思考也许是他身上那种颓废的感觉很难让雇主觉得他有什么正能量，她开始带着近乎挫败的口吻批评他，希望他能摆脱这种感觉，重展雄风。然而恰恰相反，萨姆感觉更不好了。

劳伦去工作的时候会努力甩脱萨姆的情绪，自己值得更好的——她自己就是更好的。所有的钱都是她赚的，而萨姆连个工作都没有。他所做的就是抱怨一切都不如意。她当初到底看上了他哪一点？他现在都开始脱发并且身体发福了呢！她带着怒火和怨恨进了家门，她越是生气，看萨姆就越不顺眼。"他可真是太可悲了。"她这么想到。一天晚上，她喝多了，冲着萨姆尖叫，把对他的批评上纲上线，她告诉萨姆，他永远都成不了事，他又胖又丑，自己值得更好的伴侣。她把一个红酒杯砸在厨房的洗碗槽里，怒气冲冲地摔门而出。

而这种权力动态正在慢慢侵蚀萨姆的自我意识，让他开始相信自己真的没什么价值。虐待行为逐步升级，想要激励对方的批评话语结果变成了一连串上头的语言虐待；闷声摔在洗碗槽里的红酒杯演变成扔在房间的酒瓶，还险些砸中萨姆的头。尽管生活变得剑拔弩张，但其中又确实混杂着关爱之举以及那些风平浪静的时候。每一次发生这种激烈的冲突，随之而来的都会是赔礼道歉、化妆讨好的床上运动以及承诺情况一定会改变。这种拉扯非常能迷惑人心，也让人筋疲力尽。

我们中的很多人都觉得自己绝不可能处于这样的境地，因为我们一旦发现自己被虐待就会离开。但我们都错了，错在两点上。

第一点错在我们并不了解在这种权力动态中发生的化学反应。当我们还是婴儿的时候，我们没有能力调节自己的生理需求，所以就在感到痛苦的时候通过哭闹寻求帮助。如果我们在感觉痛苦之后得到了抚慰，那么我们的大脑就会分泌大量的天然阿片类激素，我们就会将这种痛苦与抚慰之间的关联和快乐联系到一起。大脑通过发展出这种方式建立神经启动，因为它需要把我们与他人的联系和奖励关联到一起。这些化学物质不仅帮助我们变得合群并能保持自己合群，从而更能存活下来，还帮助我们发展出了合作调节（互相抚慰）和自我调节（抚慰自己）的能力。

同样的生理反应也会在我们长大成人后出现，我们经历了和别人的冲突后，就会痛苦，然后被抚慰——不管是被和我们起冲突的人抚慰还是被其他人抚慰。如果在冲突引起的痛苦之后得到了抚慰，我们的身体就会产生很多快乐的化学物质。我们可能会对这么多的化学物质上瘾——不是对冲突本身上瘾，而是对冲突之后立刻被抚慰的感觉上瘾。

总结一下要点：在神经生物学的水平上，虐待的循环（不是虐待本身）能让人上瘾，因为这个过程会产生大剂量的阿片类激素。这并非是说被虐待的人想要那个虐待。事实上恰恰相反。处在虐待关系里的人是失调的，自身力量和自我意识也是被剥夺的，他们需要大量的安抚激素。如果从虐待关系之外的环境无法获取到这些让人感觉良好的激素（部分原因是处在这些虐待关系里的人很难得到我们的支持），那么唯一的选择就是回到虐待关系里去寻找。

之所以说我们自以为是的侥幸心理是错的，其第二点原因在于，没有比在亲密关系中更容易和解或更容易原谅被对方虐待的了。

由于虐待行为与紧密连接、感到幸福和感到亲密的频率次数达成了一种平衡，使得虐待看起来就像是一场意外、一次反常，是一个不会再次发生的偶然错误。而且家丑不可外扬，"劳伦的压力很大，毕竟她的工作真的很重要，而且她那么爱我，她肯定不会故意伤害我的。"萨姆为劳伦的行为进行辩解。劳伦甚至会在打得太厉害之后开这样的玩笑："我们爱得如此炽热狂烈以至于有时爱得有点失控！"冲突和虐待明明与关爱背道而驰，却反被描绘成深爱对方的证据。

值得注意的是，这种处于虐待关系中的权力并不完全属于其中某一方。权力是一种力，其电荷是会振荡游移的。有些时候，受虐一方也会比施虐一方更强大，只不过强大是暂时的。比如，当受虐一方决定要终止关系离开时就会这样，施虐者会转为从属的角色，央求受虐的伴侣不要走，对自己的恶劣行径表示悔恨，还许诺这次情况一定会改变。虽然看似之前弱势的一方现在更有权力了，但是不平衡的权力动态会再次起效，虐待的循环还是无法被打破。

这种关系羁绊之所以牢不可破，是因为两个人处在这种关系里的时间越久，他们对自己就越难以摸透。这对双方都是如此，因为每一方要扮演什么样的个体身份，都随着他们之间的动态变化而改变。双方都有一种潜在的信念：只有待在这段关系里，他们才能弄清楚自己是谁以及自己的行为是怎么回事。

把复杂的创伤性羁绊简化为"我是吸引人渣的体质"这种想法是有害的，其中一个原因在于，根本就没有"人渣"这种东西。劳伦并不是一个人渣——她只是以渣的方式来行事。她的行为是由一系列她自己都解释不清的环境和动态变化造成的。

　　这不是在给她推卸责任，也不是说她的行为就是可取的，虐待绝对是不可接受的。但是如果我们想打破虐待的循环，就要去理解他们到底怎么回事。而要理解他们，就需要突破劳伦很渣或者萨姆有吸引人渣的体质这样的局限。因为如果我们用这样的解释把虐待关系的动力性简单化了，那么我们就会错失问题的关键。

　　在朝萨姆扔了酒瓶之后，劳伦并没有在第二天早上一走了之，而是请萨姆到外面餐厅吃了早午餐，这并不是因为她的内心邪恶和想操纵萨姆。她这样做是为了尝试修复她无法理解的自己的行为。在创伤性羁绊中，两个人都是被磁力牢牢抓着的，两个人都是不稳定的，两个人都处在再多一点碰撞就会粉身碎骨的危险中。

重复创伤性羁绊

　　还记得艾瑞卡吗？就是我通过法庭文书为其发声的那位女士。我要和你们讲一点艾瑞卡的事情，而如果你知道了这些，可能就不仅仅是会怀疑她酗酒成性的问题了。

　　这并非她的第一段受虐关系。我们甚至都不能说这会是她的最后一段受虐关系。

　　到目前为止，我们所知道的是创伤性羁绊的组成部分。我们知道这种羁绊类似于一种炼金术中的混合物，包含着权力的动态变化以及让人摸不着头脑的忽好忽坏的待人方式。我们知道这种羁绊逐渐将受虐一方的自我感知（sense of self）拉扯撕碎并使其几乎不可能离开这段关系。我们还知道，因为他们的自我感知极不稳定，他们往往会在对外部世界感觉焦虑或者不安全的时候回到这段关系里。

我们开始可以理解为什么有人能从单一的创伤性羁绊中找回自己，可是那些终其一生都不停地卷入各种亲密关系并纠缠在各种创伤性羁绊中的人又是怎么回事呢？这能说明是那些人是天生就具有或天生就吸引虐待吗？

不对，还是不能这么说。

让我快进一点来告诉你艾瑞卡的故事有何后续。尽管困难重重，但是我们为法庭共同撰写的陈词起了效果。她所请求的怜悯与宽恕终于降临，法官被她的陈词说服，相信了她，下发限制令，甚至还将其前夫的刑期加倍，一段时间内，艾瑞卡感到了自由。

然后，她又因为把他送进监狱而内疚不已，再然后她开始想念前夫了。再后来她注意到自己仍然迷恋着前夫，仍然被他吸引。所以当前夫要她伸出援手帮忙付账单的时候，她给了他钱。而当前夫告诉她，自己真的已经在这段时间痛改前非后，她又（再一次）信了他的鬼话。

我下面对她说的话，是她的心理治疗师已经告诉过她的，也是她的朋友和家人早已告诉过她的，她自己也在书里读过。

"艾瑞卡，下一次，他会杀了你的。"

"我知道，"她说，"但我不知道自己怎么了。"

她说这句话的时候脸色并没有变得阴沉，那是因为她早就阴沉过了，她弄不明白自己是怎么回事。

我们仍然缺少一些片段。

重复强迫

其中一块缺失的部分要追溯到 20 世纪的弗洛伊德。

1914 年，弗洛伊德写了一篇文章叫"记忆、重复与修通"（remembering，repeating，and working-through），他在文中描述了一种奇怪的现象：患者并没有吃一堑长一智，不是记住自己的消极体验或关系动态然后加以回避，反而只会对之前的消极体验和关系动态重复、重复、再重复，直至让自己呕吐。这种事之所以重要，是因为如果我们不能理解自己行为的缘起，那么我们所有的关系都会乱成一锅粥。我们还会冒着终其一生都在重复最消极的体验和动态的风险。

1920 年，弗洛伊德进一步在自己的著作《超越快乐原则》（*Beyond the Pleasure Principle*）中探讨了这一观点，该著作也被我们称为"我们的行为为何有时风骚迷人却又狗屁不通"。在该书中，他划分出四种重复行为，看起来都是和他认为的人类要追求快乐的内在和首要驱动力背道而驰的。

弗洛伊德所写的第一种重复是，一个事件在梦中被再现。可能是直接重放发生的事件的循环梦境，也可能是重复了事件中的核心情感但内容不连贯的梦境，不管是哪种情况，梦境似乎都是将患者"带回到那个（可怕的）情景里"，而不是"向患者展示他之前健康的画面"。[2] 尽管我们的生活充满了各种美妙快乐的经历，但是这些东西不太会不请自来。为什么我们的意识要这么频繁地把这些糟糕的东西投映/反映/呈现给我们呢？

第二种重复会在儿童游戏时表现出来。弗洛伊德描写了自己对一个儿童的观察：孩子自己把玩具从床上扔下去，没有了玩具就哭，然后努力把玩具弄回来——这么玩就是为了再把玩具扔掉，然后重复痛苦的循环。我记得在一次全家人度假的时候，和我住一个房间的小弟弟整个星期好像都是这样玩的。我那时大概六岁，还清楚地记得自己想要理解为什么别人一下床给他把奶嘴捡回来，他就立刻再把奶嘴扔到房间另一头。

第三种重复会出现在患者尝试解释过去的一件创伤性事件时，在复述过程中慢慢变成了自己又经历一遍创伤事件。弗洛伊德写道："患者们看起来在重复那些创伤性的经历，就好像当下正在经历，而不是精神科医生更喜欢看到的那种回忆过往的样子。"[3] 创伤性记忆似乎打破了过去与现在之间的壁垒，使世界成了一种无法定位的矛盾状态。

第四种重复也是最让人难忘的重复，叫作"宿命强制"（Schicksalzwang）或者宿命型神经症（fate neurosis）。就是当创伤性体验脱离了意识的边界并以行为重复的形式出现。患者会发现自己在重复不愉快的关系动态和生活经历，可是并非自己有意识这样做的，也无法停下来。这种重复类型是最让弗洛伊德困惑的。难道经历一次糟糕事件还不够吗？患者反复将自己置身于不得不再三重温可怕生活经历的情境，会带来怎样的结果？

弗洛伊德认为人类行为的基础是要体验快乐，但这些重复性倾向却挑战了这一理论。如果人类是追求快乐的生物，那么为什么又会脑壳坏掉要坚持重复那些让自己痛苦不堪的经历呢？

在这些看似不可解释的行为背后，弗洛伊德察觉到强迫性的力量。他的结论是：重复消极体验的驱动力来自一些"超越了快乐原则的更原始、更基本、更本能性的东西"。[4] 这种想要重复的冲动来自其他地方，那是比大多数的人类冲动更加黑暗的地方。他总结为这种想要重复的冲动给人一种"着了魔似的"冲动的感觉。[5] 有必要在这里强调一下：这种破坏性冲动的重复是如此强大和黑暗，以至于弗洛伊德理解它的唯一方式就是将它认定为一种俗世之外的恶魔力量。

强迫性就是一股无法抗拒的力量——一种驱动的、紧迫的力量。"强迫"这个词的英文"compulsion"源自拉丁语，com 的意思是"与，共，一起"，pellere 的意思是"驱使，猛推，碰撞"。假如用展现或吸引力法则这样的语词来形容强迫，其中所包含的主观意愿或者自主选择的感觉就与其不符。驱动我们去重复这个循环的力量不是我们自己选择的。它是一种来自我们经验核心的冲动，驱使我们以一种只会后知后觉看起来很费解的方式前进。

这种强迫重复是有据可查的，甚至会在人们无法获得他们正在重复有意识记忆的情况下出现。这种重复常常发生在初始事件的周年纪念日——再说一遍，哪怕人们对于那件初始事件并没有什么有意识的记忆。在有些情况下，人们连续几年会在同一天重复一件事，即使这会给他们带来巨大的痛苦，有时还会将自身置于非常危险的境地。

有一个关于创伤性体验特别残酷的真相是：它无法被时间束缚住，它不遵从时间形式的普遍规则，它也不将自己局限在发生的那一刻。我们被这样或那样的创伤性事件困扰——通过我们的思想、梦境，有时还会存在于我们被迫去重复的行动里。

除了残酷本身，这个残酷的真相还包含其他东西吗？为什么我们就一定要被困扰呢？为什么我们就一定要再经历一遍这样的痛苦呢？这种强迫我们的力量是什么东西？它又有什么目的？对于这样的魔鬼，我们能做些什么呢？

重复的原因

我参加过一场盖伦·斯特劳森（Galen Strawson）的演讲，他是一位激愤的老学究，试图反对所有的科学和哲学，认为自我并非叙事性的。克里斯托弗·利克斯爵士（Sir Christopher Ricks），一位文学评论家和学者，给出了一个优雅又犀利，同时让人极度舒适的回应："亲爱的斯特劳森，问题似乎在于你好像完全接受了这个错误的命题，重点从来都不是'这是真的吗'，而应该是'这里面蕴含的真理是什么'。"[6]

自弗洛伊德在 19 世纪末引起人们对重复冲动的关注以来，心理学领域一直在争论哪一种对行为的解释是正确的。以这种方式构建讨论的框架就是接受了一个错误的命题。没有哪个单一的原因可以解释或捕获这种强迫我们重温痛苦的"魔鬼般的力量"。真相就是，我们发现自己复制这些行为和人际关系动态的原因有很多。让我们来看看其中一些原因，同时要心知肚明以下这些原因都只是其中的一部分。

我们重复是为了控制

弗洛伊德最初的理论认为，我们重复自己的消极体验是因为寄希望于自己可以控制它们。从理论上讲，这是有道理的。如果我们被自己逃跑、战斗或僵住的体验击垮，那么这个体验一定会凸显且难以被整合，因为它无法像我们的其他记忆一样得到处理并存档。然后，我们被驱使着要再次体验它，因为这么做才有机会去掌控这个在现实生活里已经无法被掌控的体验。

我们重新来过就可以让自己有机会理解在最初的压倒性时刻自己无法搞懂的东西，然后我们就可以有机会做出与初始事件中不同的反应。

虽然弗洛伊德自己是没有机会知道了，但他的这个理论在神经生物学界确实得到了证实。对大脑来说，不可整合的记忆是个问题。一旦试图整合这些记忆，大脑就会以某种方式（如通过梦境、侵入性思维、重复性情境）推进它们，这样它们就能被妥善地归类并存档。

还记得在第二章里我们讲到过，大脑设计了一个复杂精妙的档案系统，帮助我们把记忆排序并存档，这样我们就可以学习这个世界并理解我们的经历了。神经生物学里用来表示归档过程的专用名词叫作"记忆巩固"（memory consolidation）。记忆得到最初巩固的方式取决于经历的类型以及我们在事件发生时的感知方式。按部就班的、普通的经历不会让大脑难以承受，所以当它们被整理并存档时，所有必需的归档系统（filing system）都开始运转。当所有系统都如预期那样在线工作时，我们所经历的那些事件会历经一个巩固（和再巩固）的过程。你还记得长期记忆主要是在海马体被归档的，每个归档文件都需要包含三样东西——对该事件的连贯叙述、从该事件中获得的情感内容以及我们赋予它们的意义，以便根据我们的其他记忆将该事件语境化。最终结果就是，这些记忆文档都被整理得很有条理并且可供调取。我们能够把这些记忆调入当下的意识，谈论它们，然后相对容易地把它们收起来。

最初的记忆巩固，也就是创建档案并整理事件内容的部分，通常发生在事件之后的 6~24 小时。你可以想象你的大脑中的文件室中有一群小工人，工人们要做的全部事情就是把你的经历分门别类并且搞明白如何正确地存档。它是什么意思？它适合和哪些文件放一起？这些小工人精益求精，努力工作。他们根据时间序列的大事记和意义来存储东西，这样你就能快速回忆起自己需要的东西了。

而遇到创伤性体验的时候，当你有难以承受的情感体验时，记录和档案室里的工人们就会全力以赴，动用全部资源来支持你大脑里的警报系统和保护机制。这样，你在积极应对危险时就无须去做存档的工作了，分类工作之后再补也不晚。所以此时并不会有一个合并好的被整理过的记忆文档，而是以任何可能的某种方式创建了一个杂乱无章的文档。这些记忆有点像是破损的计算机文档。它们要么是根本打不开，要么就是被偶然随机地打开了但是中止了你本来想要做的。从文档里找到的东西也很难理解是什么意思，我们无法读取它的编码。

是幸运，也可能是不幸，取决于你怎么看待它。我们的大脑有自己的一套办法来处理杂乱无章的文档（disorganized files）。每当档案室里的小工人们看到这样的文档，就将它们统统扔到前额叶皮层（也就是大多数记忆巩固发生的地方）去再次加工（processed again）。说是幸运，是因为这样我们就有机会去整理，并以之前我们做不到的方式来安放好这个事件。说是不幸，是因为一个未经整理过的创伤性记忆如果被扔到了前额叶皮层，我们并不会把它当成过去的记忆予以识别，因为它并没有像其他记忆那样被整理过，所以我们对它唯一可能的处理方法就是重温一遍。

所以即使记忆在经历事件后的 6～24 小时里得到了巩固，之后也还会被一遍又一遍地重新巩固。这种重新巩固既可以在有意识和故意为之的情况下进行，比如我们在叙事疗法中所做的就是这样，也可以在大脑无意识的情况下进行。负责整理档案的小工人不仅会对当前的事件进行加工，还会持续地对档案进行梳理，以此确定是否需要更新指定的新信息和新经验。正如任何一个档案室那样，我们记忆的空间也是有限的，所以有时小工人为了给新记忆腾出空间，不得不删掉一些旧的记忆。这个过程可以想象成你的笔记本电脑在清空垃圾箱或者你按下了"重启"键。

在我们自以为对某人很了解，结果却屡出意外的时候，我们就会经历这个重新巩固（reconsolidation）的过程。比如当你被伴侣背叛的时候，想一下你的思维过程。如果你发现自己的配偶出轨了，那么你就会发现自己开始有意无意地梳理有关你们交往关系的记忆文档，并且更新这些文档里的信息。这会发生在你坐下来写背叛日记时以及尝试找出你之前错过的预警信号时，还有你去徒步旅行并且尝试享受快乐时。在这个过程中，我们会回忆起多年来没有想过的事情。

这个机制就是让我们有可能对过去的事件重新赋予意义，也让我们有可能改变对其的看法和感觉，还让我们有可能在考虑我们更大的身份时，改变与其的关系。这个机制也是创伤性体验的一些最痛苦症状的来源，包括侵入性思维、反刍、噩梦和惊恐发作。

该机制还是造成重复强迫的一部分原因。重新巩固一段记忆的最快方式就是把一个相同的东西放在旁边去比较。当我们对一个记忆文档重新整理但缺少必要的部分时——比如，当我们缺失了叙述中的片段或者缺失了整个叙述时——把我们自己放回到相同的情境中就是补全缺失成分最有效的方式。

我们重复是为了避免控制

贝塞尔·范德考克（Bessel van der Kolk）是一位精神病学家和创伤研究者，他不同意弗洛伊德的"重复是为了控制"的观点。范德考克认为不可能是这样的，因为重复"只会导致更深的痛苦和自我憎恨"。[7] 一方面，他说得对：重复确实会导致更深的痛苦和自我憎恨；另一方面，虽然痛苦和自我憎恨是重复的结果，但这并不意味着重复的目的就是要产生痛苦和自我憎恨。重复一个创伤性体验或关系动态（relationship dynamic）是一种应对技巧。我们所有的应对都是为了调节，而随着时间的推移有些应对变得适应不良和具有破坏性。不管结果是健康的、有成效的还是不健康的和具有破坏性的，任何应对机制的目的永远都是整合和调节。

我们还必须考虑到，有时参与整合创伤经历的风险要比停留在失调状态和锁定在重复模式里高得多。有时重复一种动态可比承认动态背后的东西要容易得多。

记住，我们的记忆文档（memory files）并非只保存叙述和情感内容，还存储意义。如果我们拥有被虐待的最基本的生活经历，这对大脑来说可能意味着下列三件事之一：我们不对劲；这个世界糟透了，所有人都被虐待；虐待者只是不爱我们了。所有这些可能性都是悲惨的、令人心碎的，但是第三件事可能才是最糟糕的，特别是如果施虐者是我们的生身父母。

有时我们接受更大程度上的虐待是一种对最初的施虐者的保护——不仅因为我们想要为他们开脱，还涉及如果我们不这么做，那将意味着什么。

我们重复是因为那里感觉像是家

我坐在会议室的办公桌旁，而我为之工作的这家非营利性小机构的 CEO 正在尖叫、流汗并变得满脸通红。他有 6 英尺[⊖]高，远远超过我和我的同事们。似乎他的身材和响亮且咄咄逼人的声音还不足以清楚地确立自己的权力动态。我不知道他在吼些什么。很久以前我就跟不上他的语速了。阳光穿过会议室的法式大门照射到桌子上，把它照成耀眼的白色，使得我眼中的一切都呈现粉红色。我能感觉到头疼袭来，我漂浮在感知以外的某个地方，完全出神了。

突然，这个身高 6 英尺、正在尖叫的、满脸通红的男人折成两半，重重地跌坐下来，就好像被狙击手的子弹击中了一样。随着在他内心深处的一个开关被触发，他换了一个完全不同的样子。他现在不再大吼大叫、口吐芬芳了，取而代之的是呼吸得更缓慢，并以优美的语调在讲话，提醒我们"最重要的次序是信仰、家庭，然后是工作"。他伸出双手，仿佛一个圣洁的人物在享受美餐前进行优雅的祷告，好像之前的尖叫只是精神仪式的一部分——在伟大觉醒前一种必需的净化。

只要这个开关一触发，我内在的某种东西也随之转换。我又回到了我的身体里，哪怕我坐着不动，心率都飙升到每分钟 180

　　⊖ 1 英尺 = 0.3048 米。

下，在我喉咙后面突然有一种肾上腺素的金属味，我也能感觉到自己的皮肤泛红，呈燃烧的深红色。我像是完全不存在于自己的身体，只想砸碎一切脱离出去。我尽己所能地忽略身体里发生的一切，将其归咎于广泛性焦虑。

之后他带着我们所有人出去吃饭，我们走在去饭馆的木板路上，亲密无间，心照不宣地笑着，就好像我们刚结束了一个非常普通的工作会议，好像什么都没有发生过一样。

那天晚上，我在把这个故事转述给一个朋友的时候，获得了第一个信号，这可能是我的大脑将错误的意义附加给了记忆文档。我把这个故事讲得好像"看看我的傻缺老板今天干的这叫什么事"那类的故事。

"吼人总是不好的。"我朋友说道，就好像这是一样显而易见的事情。

"嗯，这是一家初创公司，大家的压力都很大，我们还要开董事会……"我开始辩解。

"吼人总是不好的。"他重复了一遍。

"我的意思是，每个人都会遇到这种情况……"

"当然，不过，吼人总是不好的。"

他没料到的是，他温和地重复了三遍的那句话让我的泪水夺眶而出，我不得不躺下来以防止自己泪流满面。

我有好几个月的时间都在思考这句话：吼人总是不好的。

我内心有一部分真的很想抵制这个观点。在我的生命里，曾经总是充斥着被人吼叫。这种权力动态始于我的家庭，始于我的母亲。不管在什么时候，只要她开始感觉失控或害怕，她就开始吼人，除了吼人还是吼人。然后就像是转换了那个开关一样，她又变得像是没事人一样，换上善良正常的面孔——从来没有一句道歉，只是天翻地覆的世界回归了正途。

我内心有一部分知道永远都不应该被人吼来吼去。当你还非常幼小的时候，不应该把背过身去远离现实直到自己完全听不到或者看不到当成掌控事情的最好方式。应该有人站出来制止的。然而大人们没有制止，所以我的创伤反应就这样形成了，并且成了我重复的一种动态。

我很想说在我生命中只发生过两次这样的情景，但那是在撒谎。在我的生命里，有很多、很多、很多次这样的情况。这些情景没有引起注意，我无法理解它们，我也不能把它们视为不可接受的，因为感觉它们又是很熟悉的。我把我的身体反应归咎于焦虑，我以为是自己崩溃了。比如，我没有在应该离职的时候辞掉那份工作，因为那样的失控和虐待行为于我而言都是正常的。我没有看出来那份工作的反常是因为我感觉就像在自己家里一样。

顺便提一句，我的那份工作就是教授他们关于创伤的反应，而创伤反应的表现是如此巧妙又具有适应性，以至于连专家都没有察觉到。

我们重复是因为我们的神经生物学：自我意识的莫霍克发型

在朋克摇滚美学和大脑结构的完全偶然的结合中，我们发现大脑中所有与自我意识相关的部分都沿着大脑的中心排列，从眼睛上方一直延伸到后脑勺——就像一顶粉红色的莫霍克头巾。

你可以把这个粉色鸡冠子发型想成是最自信、最反叛、最果断和最混蛋版的自己。她知道她在哪儿（后扣带回让我们感觉到自己在空间中所处的位置），也知道喜爱什么样的音乐和艺术（顶叶是负责整合感觉信息的），知道自己的感觉是什么（脑岛将感知觉的信息传递给情绪中枢），也知道对自己的感觉是怎么想的（前扣带回协调情绪和思维），以及知道自己打算为此做点什么（内侧前额叶皮层对于决策过程至关重要）。

研究人员在没有受过创伤的人群中发现，自我意识的莫霍克经常被激活。健康的大脑里会有一个几乎不间断的过程，即自我检查以及运用内部和外部经验来加强自我意识。躯体体验、思想和情绪都是整合的，能量会在大脑的这些区域间进行流动以联结并解读它们。

研究人员在受过创伤的人群中则发现，自我意识的莫霍克活动性是明显减少的。对于患上严重 PTSD 的人来说，该区域则几乎没有活动迹象。这就很不妙了，因为这意味着负责整合感觉信息、留意躯体体验的波动、交流情绪体验和决策的大脑区域，都基本宕机了。即使这些区域被激活的时候，对于内部状态的觉察和联结以及理解外部世界也要困难得多，更不要说在彼此之间促进活动了。

还记得之前提到的 20 世纪 60 年代对于被家暴的妻子们所做的研究吗？这些女性全都具有相同的冷漠、疏离、被动、无法做出决策的人格特质，她们全都表现成这样是因为她们的创伤性体验已经改变了她们的大脑功能。

不对啊，先等一下，如果说创伤反应是有适应能力的，那么大脑功能被改变还说得通吗？大脑为什么要与那些能帮助我们识别受虐情境并从中逃离的部分失去联系呢？

因为有时最快速以及最有效的适应就是统统停止感觉。

为了应对毁灭性的创伤经历，大脑学会了关闭其中负责记录和详细描述那些可怕经历的部分。如果你无法逃离一个糟糕的处境，那么活下去的最好方式就是不去感受，不去关注，不去思考。这是一种虽然机智但又让人心碎的反应。它能拯救某些人于当下的困境，但长此以往又会导致一种失能，使得其无法将自己视为独立的自我，无法作为一个个体做出决策，也无法读懂别人的情绪，而所有这些又会导致自己进一步受到伤害。

换言之就是，我们会重复危险或具有破坏性的经历，是因为我们在神经生物学水平上已经失去了自我。

再强调一遍，这些只是会强迫我们去重复自己最糟糕的生命体验的四个可能原因。此外，可能还有很多很多其他的原因。或许挖掘出所有的原因还不如了解如何在陷入重复循环时与我们自己重新联结来得更重要。

尖利的碎片

在我给艾瑞卡的陈词打完草稿后，我给我的密友克里斯发了一封邮件。当然，我没有和他说任何关于艾瑞卡的事情，或者我们一起写法庭陈词的事情。我只是口吐莲花、奋笔疾书了几段有关稀土磁铁的事情。我解释了如果身体被夹在磁铁中间，它们怎么就能把骨头给弄折了，以及如果两块磁铁得以靠近，它们能用这种力量将物质粉碎。我还分享了飞散的碎片会导致受伤。

当我早上醒来时，克里斯早已给我回复了电子邮件。他给我讲了一个和妻子一起参加艺术节的故事。

有一件特别的珠宝柜台吸引了我的目光。柜台里装着用小银盘串在一起做成的手镯，每个小银盘大约有一角硬币的一半大小。我向设计师询问盘子上的图案，那看上去很像中国文字可又明显不是中国文字。

"这些图案是随意的还是特意设计的？"

"完全随意的。"

然后她告诉我们，在制作其他部件时剩下的银色刨花是"主要部件"，她可能是这样说的。她因为不想那么麻烦地把这些刨花发还给经销商熔化，后来就攒下了足够多的金属碎片，她让碎片一起随意地掉落在这些小银盘上，刚好加热到使它们固定在一起，但又不足以热到完全熔化。这样它们自身的形状就不会有太大改变，是的，你还能看到上面独特的银色绞股，有些像玉米须那么粗，全都聚在一起，以最美丽的方式，竟然还是以完全随机的方式反射着不同的光线。

我不是要和你抬杠，不过我很惊讶，在整个艺术展里最可爱的作品是这些残留部件，也就是这些碎片。

这就是最后遗失掉的那片：碎片。我们误解了我们那些创伤经历所留下的碎片，也误解了那些碎片对创伤反应的所作所为。我们把它们弄错是因为我们错误地将我们的创伤经历和我们对它们的反应视为羞耻和可耻的事物。我们沉浸在羞耻里直到满眼所见皆是羞耻，直到我们自己成为羞耻，直到羞耻深入骨髓。

我们经历初始创伤后的反应方式并不是问题所在，有问题的我们对于自己的反应方式感到羞耻。我们对于隐藏在某些行为背后奇怪的吸引感到羞耻，我们知道每次和创伤性羁绊关联的那个人发生冲突，自己的行为就会使碎片散落一地，并为此感到羞耻。我们为自己不断地重复这些行为而感到羞耻，为我们糟糕透顶的体验而感到羞耻，为了随便什么都会羞耻。

碎片可能是危险的，也可能会导致受伤，但是它们也能捕捉光和亮，它们也能成为最可爱的小零碎。

这看起来可能和我写书的内容南辕北辙，甚至可能看起来很失礼。

艾瑞卡看到自己的故事时，满眼所见都是痛苦和遭罪，还有莫名其妙的行为。研究人员在 20 世纪 60 年代看到家庭暴力时，提出了病理学的解读，就是有些人需要痛苦。当弗洛伊德看到重复性强迫时，他将其视为无法理解的恶魔力量在左右人们。

稀土磁铁内部令人难以置信的力量把它推向了统一。这种难以置信的内部力量使我们朝向那些带来痛苦的人，其目标一直是适应。这些碎片就是证据——并非我们的破裂，而是那种惊人的适应力。这就是为什么说它们是闪光的，为什么说它们是可爱的。

一旦我们了解了这种力量，一旦我们知道了它惊人的能力，一旦我们能看到它光亮的一面而不是羞耻的一面，我们就能指引它了。

启示和工具

没有哪种工具能一手把你从有害的关系中解救出来，没有哪种工具能迅速切断你创伤性羁绊的链条，没有哪种工具能确保你将来规避所有有害的关系。没有这样的工具，所以，你才需要所有这些工具一起帮你。你需要一个心理治疗师，你需要一个强大的支持网络，你需要对痛苦保持觉察，因为即使你运用了所有这些工具，你还是有可能发现自己会再一次低声下气、鼻青脸肿，茫然地坐在稀土磁铁碰撞造成的废墟上。

但是，还有希望的工具。这些工具提醒你即使身边全是废墟，希望也仍然存在——勇往直前而闪闪发光，韧劲十足又坚定不移。这不是那种转瞬即逝的希望，而是被痛扁之后站稳脚跟、吐掉一口老血或者一颗牙齿，不顾耳鸣和摇晃的膝盖也要砥砺前行的那种希望。这是那种当你凝视黑暗和翻滚的深渊时就站在你旁边的希望，给你勇气做个深呼吸然后说道："好吧，还有什么，放马过来。"

习得性无助，学会希望

受虐女性综合征得以流传甚广的其中一个原因就是它符合创伤性体验对某人的人格影响的行为理论。在我们了解到大脑对创伤事件的反应机制之前，人们认为经历了厌恶性事件后，无助感会成为一项习得的特质。换句话说，无助感是一种固定的整体上的态度，而不是与毁灭性事件或一系列棘手情况绑定的一种情绪。该理论是指，一旦受到创伤性事件的打击，你的行为就被改变了，会被一种绝望感操控。这种改变使得逃离糟糕情境变得非常困难，因为你已经相信自己不可能遭遇坏事以外的事情了。如果真是这样，那么你又能逃到哪里去呢？逃进另一种糟糕的处境吗？那又何苦费劲逃离呢？

该理论，即我们习得无助并且之后成了一种人格特质，来自马丁·塞利格曼（Martin Seligman）和史蒂文·梅尔（Steven Maier）在20世纪60年代末的研究。塞利格曼和梅尔推断，当动物反复暴露于厌恶性事件中时，它们习得了自己的行动不会影响那些事件；动物们习得了在这个世界上自己根本上是无助的。反过来，这个经验又使得动物不可能逃离以后的厌恶性情境，即使逃跑路线简单明了。它们被一种信念操控，即它们做什么都不重要。换句话说，它们习得了无助。

厌恶性事件会导致整体的无助感和普遍的被动，此观点成了一种流行的理论，用来解释为什么人们有时候要待在受虐关系里并且反复进入受虐关系。

50年之后，塞利格曼和梅尔意识到他们的理论颠倒了。当反复暴露于厌恶性事件时，人们确实是倾向于关闭自己并且会变得无助，但是并非因为他们习得了这个行为。相反，是因为创伤反应的加速运转。当情境很恶劣并且持续时间足够久时，创伤反应（这也是我们为保存实力生存下去而设计的一部分默认配置）就会把我们叫停。在恶劣情境之下的叫停动作能保留能量并使我们更有可能生存下来。如果暴露于足够消极和危险的环境，那么系统就会关闭且持续关闭。

这就意味着对厌恶性事件的抑郁和被动不是一种习得的行为，而是一种默认的进化反应。换句话说，创伤性体验之后所发生的事情属于神经生物学层面的，而不是行为层面的。

让我把话再挑明一点：当你处在恶劣情境中时，有时候你动弹不得，是因为那是一种设计好的保护机制，是你的神经生物学使你不可能离开。

这样的事实可能看起来相当糟糕，这看起来可能像是我们生来就被设置成跟自己对着干，哪怕理性意识到我们需要一些牵引，我们也会停留在卡顿的地方。并非如此，我们只需凝视深渊再久一点点。

怀揣着勇往直前而闪闪发光的希望说出那句话："好吧，还有什么，放马过来。"

要理解所发生的事情并找到希望，最好的方式是想想大脑的回路，就像是房子里的电路一样。后者有时候很让人困惑，尤其是当你不了解墙后面的电路时。当你搬进一所新房子后，你要快速了解这所房子能承受多少用电负荷。你可能会发现如果使用吹风机的同时打开空调，房子的电表就会跳闸。或者你会发现客厅里所有的灯都没有闪烁，微波炉和洗碗机不能同时使用。普遍的观点是电路只能承受这么大的用电量，而且所有的电器不能在同一时间运行。

你的大脑回路也是如此。因为大脑会通过改变血液流动和电活动对内部和外部的刺激做出反应，所以经常要将能量从一个回路转换到另一个回路。大脑中的某些回路无法在其他回路激活的同时一起工作，因为它们需要太多的能量了——就像空调和吹风机不能一起使用一样。

我们无须了解大脑回路准确的运行方式，我们只需要对于哪些开关控制哪些回路，以及哪些回路要从别的回路占用太多能量，知道一个大概就可以了。

我们需要关心两个回路：恐惧回路和希望回路。当恐惧回路被厌恶性冲击打开后，就会从其他回路占用很多很多的能量。这就是禁止逃离的原因。部分大脑需要将逃离视为一种选择，做出规划，而当恐惧回路开启时，该计划就会被下线，所以逃离在神经生物学层面就变成了不可能的。不管你有多想同时运行空调和吹风机，你都做不到。所以你就通过切换电路开关进行调节。你关掉空调同时打开吹风机，然后关掉吹风机同时打开空调。

我们也可以在大脑里使用同样的变通方法。虽然觉得自己打开恐惧回路所引起的宕机是永久性的、不受自己控制的，但其实并不是这样的。如果我们切换到另一个不能同时打开的电路：希望回路（塞利格曼和梅尔命名的），那么恐惧回路就可以被抑制。

和恐惧回路刚好一样，希望回路也对所有类别的能量和电活动有需求。这意味着当希望回路打开时，恐惧中枢就被迫关掉了。改变大脑中电流的一个方式就是通过我们的思维。通过思考克服当前困境可测量的及真正的控制，我们就能打开希望回路。倾向于用控制感来对抗被动感。

是不是还有点将信将疑？我非常理解。似乎要关掉像恐惧回路这样有能量的东西并非如此简单，但让我来演示给你们看看。

请你想象一颗放在厨房角落砧板上的柠檬。柠檬是鲜黄色的，光线从窗户照进来，斜着照在砧板上。你拿出最好的刀把柠檬切成两半，果汁立刻就滴在刚切开的水果表面。柠檬汁水在阳光下滚落并晶莹剔透，你做了一个深呼吸，柠檬的气味瞬间弥漫在整个厨房——提神醒脑、强烈而清新。在又一次的深呼吸后，你拿起一半柠檬咬了一大口，要真正用牙齿咬进果肉里，当酸爽的果汁充满口腔时，你撇起了嘴巴。

就是现在，当你读到这段内容时，你的嘴里开始分泌口水了吗？哪怕只是一点点？我打赌你是有的。看到没？你刚刚就运用自己的思维改变了你的生物行为。

你并没有真的在咬柠檬。当你想到咬柠檬时，你的嘴里开始分泌口水。你用一个想法改变了自己的神经生物学反应。那甚至都不是你的想法；而是你看到的一句话。这能说明什么呢？这说明我们的所思改变了我们的大脑，以及我们大脑所改变的东西又改变了我们的生物行为。

当你正在考虑自己害怕的事情时，你的思维打开了恐惧回路，你的身体就开始感到被激活了。瞬间，你会留意到这个回路席卷整个身体。你的心率可能会加快，你的身体可能开始冒汗，你可能会觉得胃部在收缩，一种突然变得敏锐的警惕感，脊椎的伸直。即使你的理智知道自己并没有处于危险之中，但你可能会留意到这些情况的出现。你在和朋友一起看恐怖电影时也会出现类似的情况：你甚至在理性上知道自己很安全，但你也能从身体上感受到恐惧。

回路的工作方式刚好相反，如果你停下来并且将注意力集中在让你发笑的事情上、你喜爱的人上或者你捣乱的宠物上，恐惧就会像午后阳光下消散的雾气一样消失不见。在原先充满恐惧的地方，你会感觉到平静安宁像温和的波浪一样涌散到你的身体各处。你会感觉到一个紧绷的地方变得松弛了，你的感觉中的模糊和减弱的地方变得清晰了，就像激光的强度变得模糊一样。

通过思维打开你的希望回路会使你感到的恐惧减少，无助感减少，希望感增加，可能性增加。恐惧回路和希望回路操控起来就像跷跷板一样——一头升起，另外一头就会自动降低。

那，如何打开希望回路呢？下面是两个快速练习。

创伤干预工具：重新校准你的影响范围

无助体验的核心是一个人没有任何影响力的感觉。当个体正在从过往的创伤经历中蹒跚而过时，或者正在经历当前的一个创伤情境时，他们的大脑是卡在恐惧回路里的，"无助"这个词就会像自己的心跳一样频繁而又规律地通过他们的身体。

我们可能会认为，做出重大改变才是证明我们能影响自身生活的唯一途径。这种想法在很多方面都是有问题的。开始时，我们盯着眼前的处境会觉得不可能有重大改变，而强迫自己在不利的情况下做出重大改变会导致失败，即使短期见效了，但因为我们的机制被局限在了非黑即白上，所以长远来看通常还是会失败。我们要么完全自由，要么根本不自由。在出现了第一个阻碍的迹象时，我们再次被证明是错误的，我们又回到当初坚信自己完全是无助的那种情况了——就像躺在篮子里哭泣的小瞎猫。

更有效的方法是关注其他很多我们有影响力的方面。当我们感觉真的一筹莫展时，当我们确信自己并没有能影响的方面时，我们就会不可置信地发现身边有那么多微小的影响。

第一步：当你阅读到这里时，立刻思考此刻你能采取的各种行动。可以是微小的或者更大的行动，由你决定。

第二步：选择一个或两个去完成。

第三步：当你完成任务时，专注于你有多少种可能性，专注于选择一个并完成它的感觉是怎样的。

想不出来吗？那么，我给你列举几个例子。

你可以起床并关上窗户，拉开窗帘，打开台灯，吃一粒镇痛药、一片饼干，或者泡上一杯茶。你也可以合上书（即使这书很好看）之后再回来。你可以躺在地板上拉伸你的后背。你可以拿起手机玩玩俄罗斯方块，因为所有关于无助和虐待的谈话都会让你觉得有点不知所措。你可以给闺密打电话或者关灯睡觉，你可以戴上你的老花镜，或是翻个身，抱着你的绒毛枕头，轻抚你的狗。你可以站起来溜达到温度调节器旁边打开暖气。你可以走进厨房，只放一个盘子进洗碗机而把剩下的就留在水槽里。你可以换衣服或者去看看冰箱里有没有柠檬。你可以穿上徒步鞋走出大门，或者决定洗洗车。你可以拿起水杯喝三口水，每喝一口都数一下。你可以做三次深呼吸然后试着回忆横膈膜在哪个部位。你可以找找厨房里的意面酱，寻思一下晚饭吃什么。你可以上网搜搜养一只宠物兔子是什么感觉，或者访问房产中介的网站浏览豪宅然后抱怨里面呆板的装修。你可以点燃一根香薰蜡烛、吃点薯条或者打开电视看真人秀节目。

　　每当你思考自己能做的一些小事情，并且从列表中选择一件或两件来完成时，无论多么微小，你都是在修复大脑里的控制感和期望值。为什么要这么做呢？因为控制的意识就是希望回路中的一个开关。通过聚焦在自己能控制的事情上，你就是在关掉恐惧回路。这就抑制了恐惧中枢，灭掉了无助感的灯。

　　最后一件事：使得创伤性体验（或许对于虐待性关系尤其如此）具有极大破坏性的关键是，你失去了成为自我的机会。你不再将自己看作有独特人格的、能做出决策的并且按照自己决定行事的人了。

在希望回路矩阵中运行的其中一个大脑结构是内侧前额叶皮层。本章前面讲到过，这个结构是自我意识的莫霍克的一部分，并且对于决策过程至关重要。通过关注你能影响的范围以及做出微小的决定，你不仅改变了你在当下的感受，还重新联结了将自己识别为一个独立自我的那部分大脑，随着时间的累积，恢复了和这部分大脑的神经联结可以帮助你再次成为你自己。

创伤治疗工具：不可能的未来

在我人生中一段特别艰难的时期，我发现自己陷入了彻底的黑暗之中，就是那种吞噬了所有事物并且把我推倒在地反复摩擦的暗无天日。我几乎无法在早上起来，时常觉得地球引力好像要把我拉进地球炽热的中心。我没有精力在上班前洗澡甚至穿上正式的裤装。我无法忍受坐在桌前，我给自己涂上遮瑕膏和睫毛膏，以使我看上去像是睡过觉的人，我下半身穿着睡裤开启电脑，上半身围条围巾在脖子处用来掩饰自己里面穿着一件破了洞且变形的 T 恤。在两次咨询的间隔，我会躺在咖啡桌旁的地板上，一边盯着上面的天花板，一边听施工噪声和乌鸦的叫声。当一天结束后，我把睡裤换成瑜伽裤然后强撑着去健身房，在瑜伽垫上练习摊尸式（一种平躺着练习的瑜伽姿势）时我默默地泪流满面。

在这期间，我碰巧在研究希望回路。我遇到一个练习，就是主张对你未来的生活进行憧憬。不管我尝试了多少次这个练习，我所能感受到的都是愤怒的火焰。感觉希望是那么可笑又荒谬，像是一件我负担不起的奢侈品。未来生活是什么样子？在我竭尽自身每一丝力气去为了当下和之后以及再之后的处境挣扎生存的时候，所有东西似乎都是不可能的。

大脑科学的研究结果证明了这种情绪状态是可以理解的，这抵消了我的愤怒感。

我想用希望在不可能的未来和可能的未来之间建立一座桥梁。我突然想到，使希望回路得以被点亮的原因一部分就在于非常详细地去想象未来。未来能否真的实现不重要，重要的是大脑在想象阶段会发生改变。

然后我花了 5 天时间，每天留出 15 分钟让自己尽可能多地去想象未来的各种细节。但我确定那是一种不会真的实现的未来。我把自己想象成住在巴黎的芭蕾舞演员，我穿的是开司米暖腿裤和芭蕾薄纱裙，我有一顶贝雷帽和一辆自行车，篮子里放着法棍面包。我公寓里的厨房带个天窗，每次打开它时都吱吱作响。夜幕降临，我会品着香槟起泡酒，身边还有一大帮可爱的朋友。

　　第二天，我把自己想象成在佐治亚州萨凡纳的一个小花店的老板。我们因全年供应牡丹花而闻名。我花了半天的时间将牡丹花备好准备运往其他州县和国外，同时内心又有点小矛盾。如果牡丹花突然间变得随处可见，那么它还会不会珍贵呢？我还养了一只上了年纪的金毛巡回犬，它也会来帮忙营业，还在柜台后面呼呼大睡。

　　你看会了吧。

　　短短五天的时间，我就注意到了自己身上显著的变化。我更有力气了；咨询间隔中我也不再躺到地板上而是起身做事情；工作之前我会先洗个澡再坐到桌子前；一天结束后我仍然会在瑜伽垫上哭泣，但感觉没那么吃力和可怕了。除了关注自己，我开始再度关注可能性了。阳光给我的感觉不再是压迫的，而更像是邀请我走出去散步。我知道这可能似乎有点夸张了，不太可能会有这么多这么快速的变化，但是当我告诉你连我自己都将信将疑的时候，还是相信我吧，事实就是，这样真的管用。

　　自那以后，我和团体以及个体来访者都尝试过这招，我发现这个工具不仅对我管用，它是大家都能通用的。

　　有时候你做不了大的改变，或者你明知道自己何以至此，但你一直都可以翻转你的回路。这样做总能让事情变得不同，即使变化可能微乎其微。

以下是你做练习的步骤。

第一步：每天留给自己 15 分钟。关掉手机和电视。如果断开连接对你来说很困难，那就把这个练习放在洗澡的时候做、走路的时候做，或者在自动洗车房里洗车的时候做。

第二步：憧憬自己的一种荒诞人生，就是那种你明知道不可能实现的生活。可以借用一个电影情节。把自己想象成宇航员，哪怕你其实是个会计；或者想象成身家过亿的巴西整形外科医生，哪怕你其实是零售行业里的一个小商贩。

第三步：投入那种生活就像是电影开演了一样。尽可能生动细致地想象屏幕上的剧情，你是怎么穿戴的？那地方看起来怎么样？你都有些什么朋友？你做了什么好玩的事？

第四步：每一天都这样憧憬 15 分钟，然后看看一周后会有什么转变。

我之所以建议你构思一个荒谬的情节，有两个原因。首先，这样能允许你有更多的创造性。你所想象的事物完全可以是荒谬的和不可能的（比如成为一只狗），而不必花时间搜寻那些力所能及的事情和向现实低头。其次，如果你把时间花在思考你明知道不会或不能实现的事情上，那么你就不太可能倾向于去做会重新激活杏仁核的事情了。当我们试图操控自己的未来时，我们有可能会开始担心。"要是我把和现在对象的婚礼想象得太细致，结果我们三周后分手了怎么办？"或者"要是我梦想着在全国各地买个小木屋，结果我的事业阻碍了我的进展，然后我此后余生都感到后悔不已怎么办？"此时练习的重点并非要开始掌控你的未来，关键是重新调动你大脑里无限梦想的部分。

第七章

莉莉的拳击比赛

——疗愈永不嫌晚

> 恐惧对任何人都是一样的，不论英雄还是懦夫。唯一的区别是如何对待它，英雄会将他的恐惧投射到对手的身上，懦夫则会选择逃避。
>
> ——库斯·达马托（Cus D'Amato）[注]

莉莉快死了。

我能看到地心引力在往下拉她，吸得她两颊凹陷，把她的肩膀拽进土里。她的体重下降得如此之快，感觉就像是她变成了我面前的沙子，被海水一冲就带走了。

莉莉快死了，我不知道她是否知道。她从来没说过这个，实际上，我们根本没谈论过她的癌症。医生们忙着想要找出癌症是从哪里先开始的，这意味着癌细胞现在已经遍布全身了。我知道这一点，但我不清楚她是否知道这一点。她正忙着想要解开生命中巨大的毛线团。我试着让自己记住，如果她不想谈癌症，那么

[注] 拳王阿里的拳击教练和经理人。——译者注

她的癌变进程就与我们的咨询毫不相关，她在这里并不是要和我谈论她的癌症病情的，而是要和我讨论她的家庭和可怕的童年以及学习怎样能让恐惧最终远离自己。她没有时间谈论癌症，留给她的时间已经不多了，可她还有那么多事情没有眉目。

莉莉快要死了，我知道她要死了，但我不知道她自己是否清楚自己要死了。这肯定不是我第一次单方面拥有其实是属于别人的可怕认识。然而，"莉莉快要死了"这句话还是会经常回荡在我的脑海中。就像是几个哨兵轮流站岗，保持规律，确保我不会忘记。有时我会对自己轻声低语，只是为了让它去别的地方待着。

莉莉穿着超大号的条纹衬衫和毛衣，这样能让自己保暖，又或者是为了遮盖自己体重的下降。有天早上当她伸手去摸咖啡杯喝口水的时候，超大号的条纹衬衫袖子从手腕滑落到胳膊肘，露出了小臂，我瞥见她已经瘦得皮包骨了。

我们有很多工作要做，我们的时间不多了。

在一个周五的晚上，她打电话给我，气息微弱。有朋友来家中做客，所以我就溜进浴室，关上门和她讲电话。

"莉莉吗？你还好吗？"

"我突然顿悟了，"她用沙哑的声音急着解释说，"我一直在挖掘记忆，然后发现了一小块记忆的碎片，我想我知道自己为什么总是那么害怕了。就是因为这块碎片。"

我坐在了浴室的地板上，把手捂在左耳上以阻隔从门那边传过来的推杯换盏声和音乐声，然后深深呼了一口气。

"很好！那很棒。那块碎片是什么？你发现了什么？"

莉莉尽可能地大口深呼吸并且坚持着勉强喘气："是这样的，我们前几天谈过之后，我想起这样一段记忆，就是我在父亲快要到家的时候躲在了衣柜里。我这次决定了要这样做，而不像其他孩子那样站在楼梯下面等待父亲。我要表达自己的立场。没有全副武装、光彩亮丽地站在那里等他可算是件大事。唯一被允许不用等在楼梯口的原因只有生病，必须真是病得不轻才能不用列队等待父亲。"

她说的话听起来就像是在喉咙后面留下了粗糙的刀痕，但不知怎么的，莉莉听起来很开心。她听起来自由自在的。

"总之，我就坐在了我的衣柜里，把柜门关上，膝盖蜷在胸前，一想到将会发生什么，我几乎是兴奋的。我不会起来的，父亲也会看到我有自己的主见。"

莉莉在讲述自己过往时，通常不会这么主动或热情。她讲话通常都是克制的、拖沓的、慢吞吞的。

"莉莉，我注意到在这个故事里你有多么自主。大部分童年中的你都在这个故事里彰显了出来。"

"我知道，"她说，"就是这个，我在颠覆权力，掀翻桌子，就像你一直说的那样。"

颠覆权力

在 1974 年那场被称为"丛林之战"的著名拳击比赛上，穆罕穆德·阿里（Muhammad Ali）与乔治·福尔曼（George Foreman）对决，阿里是注定要输的。福尔曼是战无不胜的世界重量级冠军，以不可思议的出拳力量而闻名。阿里不仅被贴上了弱鸡的标签，而且大家都觉得他有可能被打死在拳台上。

但阿里有个秘密武器，就是他叫作"以绳借力，以逸待劳"的策略。阿里靠在围绳上，让福尔曼的拳头雨点般砸向自己。他护住面门，使得福尔曼的重拳都落在自己的胳膊和身体上，并借用身后的围绳把力化解。阿里在伺机而动。福尔曼的攻势没有减弱，但他很快就开始疲惫。不断地出重拳是很费体力的，同时阿里开始了自救，当他能直击福尔曼的面门时，他开始了快速反击的出拳。

在福尔曼明显露出疲态时，阿里用语言嘲讽他。"你就这么点本事吗？乔治。他们告诉我说你很能打啊。"他在福尔曼的耳旁低语道。出师不利、筋疲力尽，现在又无地自容，福尔曼很快就败下阵来。

就在此时，阿里用上了自己积蓄的所有力气，在第八回合，他打出了几记右勾拳，一记五连拳，最后又来了一记毁灭性的左勾拳。这让在场的每个人都大跌眼镜。福尔曼倒在了拳台上。阿里不但活下来了，还赢得了比赛。

阿里并没有因为备战这场比赛就变得更强壮或者出拳更快了，他学会了如何颠覆能量，如何利用福尔曼的力量反击他。

"颠覆"这个词的英文"subvert"前半部分来自拉丁文，sub的意思是"从下面"，后半部分的 vertere，在拉丁文里意思是"转变"。所以要颠覆权力就要自其底下，从下方翻转过去。想一想给地里翻土，又或者是在辩论中扭转意思。颠覆过程中有着某些有害并强大的东西，它需要和比你更强大的东西打交道，找到它的弱点，最终扭转它。颠覆是一种毁灭、一种接管、一种收回。

我们什么时候要颠覆呢？就在有什么东西降临到我们身上，把我们压下去关在牢笼里的时候，就在我们发现自己无力无助、无依无靠的时候，就在我们需要收回控制权的时候。

莉莉的情况就是一个恰当的例子。她的父亲在外面是那种迷人的、温文尔雅的弗雷德·阿斯泰尔（Fred Astaire）那一型的样子，而在家里就是十足的噩梦。从外表上看，一切都完美如画、质朴无华，但内部的房子已经着火了，里面的每个人都在被缓慢地活活烧死。莉莉安然无恙地离开了那里——确实是这样，她是家里唯一一个全身而退的人。她的每一个兄弟姐妹都借助毒品或酒精来应付生活，还有好几个人已经死掉了。

然而，幸存下来是一个棘手的概念。莉莉在某些方面活了下来，在其他方面则没有。她的生活是正常的，她有一份职业，也有自己的家庭，还拥有"一些"健康的关系，但是当她还是个孩子时因为被一个反复无常的糟糕父亲所养育的刻进骨子里的恐惧还在那里。恐惧为她做出决定，恐惧还塑造了她的信仰系统，恐惧也是她瞭望外面世界的镜头。那种恐惧具有悄无声息的腐蚀性，使得莉莉不会有安全的感觉，不会相信任何美好的东西，也无法踏实休息。那种恐惧还会撕裂她的人际关系，使得她身边的人都不明白为什么她那么不相信他们，为什么他们无法懂她。

当过度警觉成了一种生活方式，你满眼所见的都觉得是有潜在威胁的——除此以外，别无他物。与被这种恐惧驱使的人开展任何形式的关系，都像是在尝试和执行任务中的狙击手进行一场深入又脆弱的对话。你可以坐在那里尽情地掏心掏肺，但对方有99%的注意力都放在瞄准镜上，因为必须如此。

莉莉有一次曾问我是否觉得她很冷。"我是那样表现出来的吗？冷漠、无动于衷、不会表现出一丁点儿的脆弱？"

"不是这样的。"我说道。

其实真相要更复杂一些。不管是谁对她这样说，结果都是半对半错。莉莉并不冷酷，她很温暖。她很爱笑，一笑起来就停不住。她把头向后仰着全身都在笑，这很有感染力，她很迷人、可爱、求知欲强。但同时，莉莉又和人保留着某种距离感，她总是打扮得非常精致，以至于有人可能会觉得她是无懈可击的。她有些部分是外人很难触及的，或许是因为她活在那把恐惧的狙击步枪的后面，时刻都要警惕着威胁。

"于是我就等在衣柜里，决然地，我能感觉到外面时钟的指针在嘀嗒地走动着。"她的声音颤抖着，语速开始慢下来。"然后我听到了汽车驶上车道的声音，车轮沙沙作响碾过地面。接下来我在不到一秒的时间里，身不由己下了楼，就像我原本应该的那样等待着我的父亲。感觉我彻头彻尾地背叛了自己。所有的努力，那些痛下的决心，都统统在一瞬间烟消云散了。"

"我不得不告诉你，莉莉，我知道这虽然不是你故事的重点，但是得知你没有留在衣柜里时，我松了一口气。我很担心如果你一直藏在衣柜里会发生什么。"

"我知道，"她说，"这不是很可悲吗？太悲惨了。但事情是这样的，因为我们一直谈论这些，所以现在我理解了自己为什么这么做。我并不是背叛了自己；我是在保护自己。是我必须逃离或者断开的自动化反应让我这样做的，这样我才能活下来。但我被迫放弃的就是我对自己的认同。那么，现在怎么办呢？我能做什么？我要怎么才能恢复原状？我需要恢复原状。"

莉莉和拳王阿里之间有很多不同，但是最重要的一点是：阿里的对手是活生生的、就在擂台上，而莉莉的对手已经死了很多年了。她要怎么对抗那个只存在于回忆里的对手呢？

这就是颠覆的妙处了。颠覆永不嫌晚。实际上，有时你等待的时间越久，颠覆的效果越好。我们不能总是像阿里打败福尔曼那样，转瞬就把对手打败了。有时事件发生得太快，我们被迅速击垮以至于无法收回掌控权。但这样想就错了：如果当时我们没有反击回去，我们就会永远沉沦下去。而那时那刻的你无法颠覆权力，并不代表你以后也不能。

启示和工具

莉莉是在和一个生活在她脑海中的自己做斗争。她的父亲告诉她——通过他的言语和行为方式告诉她——她做得还不够。她是不被认可的，她的目标是出类拔萃而不是仅仅存在于世。要让自己保持安静，让自己是完美的。她是父亲的一种反射。而父亲其实是个酒鬼。所以她的角色就要向全世界保证这个男人是一位杰出的公民，是一个好爸爸。如果她自己是好的，就意味着父亲也是好的——这是典型的相互依赖的欺骗把戏。

她没有自我认同，或者说感觉不到自己的身份，是因为对她整个生命来说，她都在与父亲贴给自己的标签作战。她要么决定全身心地去实现这些标签（我会非常完美，没有人能说三道四！），要么就下定决心去拒绝这些标签（我才不要保持安静！），不管怎样，只要她还在继续与这些标签交锋，她就仍然是生活在牢笼之中。

不管我们的成长经历如何，我们中的大多数人都在和脑海中另一个版本的自己开战。这个版本是用别人对我们的评判或者我们内心的恐惧拼凑而成的。这个版本是由别人给我们贴上的标签组成的，这些标签粘在我们身上通常是在我们意识到发生了什么事情之前。不管这个版本看上去是什么样子，它的一部分陷阱就是要让你确信你也就这样了。

不充分，不被认可，很难去爱，不善运动，害羞，假小子，数学不好，太过了，过分情绪化，太敏感，肥胖，撒谎精，被打垮。

当我们和这些标签交战时，我们就失去了自我认知，因为无论我们接受它们还是拒绝它们，我们都被它们定义了。这些标签的厉害之处就在于它们欺骗了我们，让我们认为是它们定义了我们，以为那些标签就是我们的样子。我们那些没有被整合好的创伤性体验也是这样对我们进行"欺瞒"的。它们骗我们去相信曾经发生在我们身上最糟糕的事情就是我们经历过的唯一的重要事情。

如果莉莉坐下来把这些标签分门别类，那么她会感觉没有哪个标签是完全适合自己的。她要么是不可接受的，要么是无可非议的完美，要么是被虐待的。她纠结于这些标签，因为它们既是错的也是对的。标签既是她的样子，标签也完全不是她的样子，她在和自己做斗争。

她打电话给我是因为她已经从自己孩提时代坐在衣柜里，选择反抗自己父亲的这段记忆里发现了一些东西。即使她在那时并没有真的这样做成，但是她下决心要去做的事实也揭示了她内在的一种能力：她能颠覆对她不利的权力；她能为自己铺平前进的道路；她能从那些试图削弱她的标签中挣脱出来宣示自己的身份；她能点亮自己小小的希望回路。

阿里那种"以绳借力，以逸待劳"的策略以及赢下比赛的计分方法看起来很容易，但是发明这种打法可能是来自阿里拒绝被"弱者"的标签削弱。如果他只关注于别人怎么说自己，比如年纪大了，不如福尔曼那么有力气，那么他就会输掉比赛。相反，他接受了事实，他确实不如福尔曼有力气，然后聚焦在自己有些什么优势：能挨打，勇于尝试，有点小聪明。把自己视为能超越别人想要定义的自己，这使得阿里在众说纷纭中得以创造出自己的身份。所以，他最终赢了比赛。

创伤处理工具：100 件别的事情

简单粗暴地拒绝标签是有问题的，原因有三。第一，拒绝还与这些标签周旋，当你想要拒绝标签时，它们会围绕在你的身边并试图削弱你。如果你正在尝试拒绝这些说你不够好的标签，那么你做的任何事都变成了你要么就是这样、要么不够好的证据。第二，有时候这些标签特别顽固，而且粘在你的身上很久了不可能被去除，即使用激光刀和洗甲水都去不掉。第三，有时标签说的是事实。福尔曼确实比阿里更有力气，莉莉也确实受到了虐待。

窍门就是要避免相信"只有标签是对的"。当某些标签开始想让你相信你就是标签的样子时，下面这个练习能够帮到你。

第一步：在一页纸上写下浮现在你脑海中的每一个负面标签，是不是真的以及是否反常——那都不重要。把这些标签写在纸上。没用的家伙、失败者、拖油瓶、垮掉了。统统写下来。

第二步：花点时间留意一下这个清单带给你什么感觉。你会觉得紧张吗？会难过吗？让你发狂吗？觉得自己渺小吗？这个清单会让你的胃难受或者让你掌心出汗吗？也把这些感受写下来。

第三步：现在，就在同一张纸上，写下你自己的 100 件事情。没错，就是 100 件。这 100 件事情可以是任何事，但是不能写消极负面的事。比如你可以写：你戴眼镜，你喜欢巧克力，喝好多好多咖啡，吃西葫芦，有三双帆布鞋，要整整两天没有烧胃的感觉才能吃下意大利宽面条。即使你无法马上写完这个清单也完全没问题。你可以之后再回来持续添加直到凑够 100 件事。比如，我是很好的朋友，我个子很高，特别搞笑，眼睛很漂亮等。

第四步：花点时间留意一下这 100 件事情的清单带给你什么感觉。你会觉得更平和了吗？看到自己的 100 件事情就写在旁边，你会觉得自己被那个微不足道的标签清单困住和控制的感觉少一点吗？

你想知道莉莉后来发生了什么事，不是吗？

在那天晚上我们要结束通话的时候，莉莉分享了她最后的发现。

"天啊，我总是忘记最重要的事情！"当我准备挂掉电话回到浴室门那边等着我的朋友的身边时，她惊呼道。"医生确诊了！我得的是肝癌。这不是最古怪的事吗？我的双亲和所有兄弟姐妹都是酒鬼，但最后死于肝癌的却是我。这真是太有意义了！"

此时我站在浴室水池前，听到莉莉这样说的时候不得不抓住水池边才行。房间在我的眼中旋转起来，我想把触手可及的所有东西都砸烂，因为她欢快跳跃的声音说出了我担心的事情。莉莉并不明白，如果癌症是在肝脏，就意味着癌细胞会扩散到全身。癌症从哪里最先开始的并不重要，重要的是已经扩散了。

莉莉就要死了。

在第二天我发给她的电子邮件里，我引述了一段我喜欢的爱默生的话。

在爱默生的散文"经验"里有这样一行话，我之前从未读懂，但是昨天晚上这行文字的意思开始明了起来。他在文中深切哀悼了小儿子的离世。他写道："我知道最好不要声称我脑海中的画面有任何完整性。我是个易碎品，而这就是我的一块碎片。"这句话出现在散文的最后，也就是当他差不多完成了自己的哀悼过程时，我知道这很重要，但不明白为什么。

我认为哀悼的最后一步不应被叫作"接纳"，因为哀悼就像药品一样，太苦了，苦到难以下咽。哀悼的最后一步应该被叫作"重整旗鼓"或"考量取舍"。会有那么一个时刻，当我们觉得自己再也坚持不下去的时候，当我们确信自己崩溃了、被接管了、完蛋了的时候，以及在所有的绝望中间时，这种念头就会悄然升起。"我是个易碎品，而这就是我的一块碎片。"我是这个世界里的一块微不足道的小碎片。这个世界有没有我都一样有自己的目标。我只是世界中的一小片而已。这些发生的事情——不管看上去多么像世界末日，都不会定义也无法定义我是谁。这些事和我一样，也是一堆碎片。

看起来很奇怪，但这确实安慰到我了。如果想着强烈的东西也只能以很多瞬间的形式存在，就会舒服点，无论一件事情看起来多么完整，但都不完整。每件事物都有它自己的地方、有它自己的时限和终结。改变了人生的那些事件固然是激动人心的、惊心动魄的、难以置信的、毁灭性的，但它们也是暂时的、有限的，而生命不是，生命是丰富无垠的。

这些对你又意味着什么呢？

所有这些发生在你身上的糟心事都被锁在一个遥远的地方。

它们无法威胁到你，也不会打倒你。它们可能会显现出来想让你再看看它们，这样你就能从中学到一些有益的东西，但它们不会定义你是谁。它们不会把你打倒，哪怕你没有力气去处理它们。你的成长经历、躲在衣柜里的那个时刻，以及你和父亲的关系都是你的片段。如果有什么需要被处理的，它们也会顺其自然地显露出来，而你也会以自己需要的任何方式来处理它们。但你仍然掌控着一切，你可以把它们放下、让它们闭嘴，并且走开。比起你的出生地，比起你所失去的，你要伟大得多。无论它现在感觉像什么，这些都是事实。

如果你厌倦了挖掘往事，那么可能是时候找到一种放下的方式了。如其所是，逝者已矣。如果下面的皮肤都已经愈合了，就没有必要再去揭开伤疤了。伤疤是会自行脱痂的。我们没必要总是回去翻旧账。而如果我们需要回去找出究竟自己是怎么受伤的或者为何自己会受伤，那么请务必慢慢来，否则你只会让自己的旧伤血流如注。如果有什么过往是你认为需要去看看的，就慢慢把它拿出来，瞥一眼片段，剩下的时间里就转移注意力。可能会感觉不到它，但你是有控制力的。

你做了那么多努力，平和必将来临，我对此向你保证。而且我从不承诺我不知道的事情——从不。

这可能根本帮不到你，但这是我一直思索的，所以随你怎么看吧，只是对自己要好一点哦。去感受自己的感受，如果累了就睡觉，如果饿了就吃饭，如果觉得要尖叫，那就尖叫吧。

你到年底的时候会变得更好的。我知道你会的。

注意到我并没有保证她年底时会更好吗？我从不保证那些我无法确定的事情。

关于莉莉的最后一件事是，尽管她的故事以及我在这里所讲的对话都是完全真实的，邮件也是逐字逐句的。但我并没有告诉你她是谁。她的真名并不是莉莉，而是苏珊娜。她是我的母亲。她在我们进行的这一系列对话之后几个月就去世了，就在我父亲去世的短短两年后。

我想和你讲她的故事是因为我想让你知道疗愈是没有尽头的，我这么说是出于希望，而不是要诅咒。我想让你知道，疗愈永不嫌晚。我想让你知道，你尚未抵达你的目的地，你还可以提升到更好的生活方式。我想让你知道，当我们面向死亡之时，也是我们疗愈之际。还有什么能比这更完美地捕捉到生活的变迁之苦吗？

我想让你知道，如果你还在努力着，如果你面前要做的努力延伸得无边无际，好像永远也做不完了，你也并没有失败，你在做对的事情。

第八章

找到我们的回家之路

——对于创伤的新解读

要一直热爱啊！天地轮转终有道。

——弗里德里希·荷尔德林（Friedrich Hölderlin）

创伤是什么？这个问题看似容易回答，但是正如我在研究生院初涉这个课题时就发现的，它可绝不是个简单的问题。我能想到的最好的定义，那些看似能真正抓住创伤本质的定义，就是那些愿意兼顾隐喻和临床症状群的定义。我最喜欢的定义出自威廉·詹姆斯（William James），创伤即由特别让人困惑的事件所造成的持久性心理伤害。他说这些"心理性伤害"最好是被当成"所谓的精神上的荆棘"。[1] 创伤性体验不仅是会留下瘀青的那种伤害，还会触及精神层面。就像是玫瑰上的一根刺，是从经历本身钻出来的必不可少的东西，痛并生长着，深入心灵，触及魂魄。

就像皮肤里扎了一根刺一样，这根心里扎的刺也需要被挑出来，且需要护理伤口。如果既没有把刺挑出来也没有好好护理伤口，那么创伤就会再度显现。那根刺甚至可能会被组织包裹起来，化脓，感染，使得整个系统受到威胁，不管一开始刺伤精神的时候伤口多么微小。

身体对于一根刺或是一块碎片的反应就是炎症。起初我们可能没注意到这块碎片，但是我们会注意到炎症，心慌悸动、皮肤摸上去发热、渗出的感染症状。不能因为这些症状让人不悦，就说它们是莫须有的或者说成我们崩溃的信号。恰恰相反，身体发起这些反应是想要活下去，它这么做是因为它很强壮。身体对这根精神上的刺以类似的方式开启了复杂的反应。这么做是为了让我们活下去，它这么做是因为它很强壮，如果我们不会因为保护自己的身体反应而感到羞耻和懦弱，那么为什么要因为身体应对精神上的刺而产生反应从而觉得羞耻和懦弱呢？

社会常常对我们对创伤经历的反应有一种期望，期望我们对此的反应是快速的、简单的、毫不费力的。如果不是这样，我们就应该感到羞耻。该谎言通过很多种方式对我们有害，尤其是这会让我们太频繁地寻求他人的帮助。重要的是，我们对于创伤反应的集体误解，再加上对创伤过时的临床定义，使得我们转向去求助的人们常常是没有能力帮助支持我们的人，相反，他们的"帮助"让我们在错误的道路上跑得又快又远，反过来又会强化这种不实之说，即我们对创伤的反应代表了我们的羞耻、脆弱和失败。

真相是，当我们开始疗愈过程时，我们要把其看作终生都可以进行。这条疗愈之路既有恐慌的时刻，也有调整恢复的时刻，还有那些旧的记忆出其不意蹦出来的时刻。疗愈包括处理记忆，处理神经系统，以及处理我们联系的方式。我们疗愈最容易获取以及最有效果的方式，就是和能帮助我们忍受那些不可忍受的东西的人建立治疗性关系。

重新开始：重新定义创伤

这种人类寻求并接受他人帮助的基本需求反映在了对创伤的新定义上，该定义由杰出的哲学家和心理学家罗伯特·史托罗楼（Robert Stolorow）提出。他将创伤定义为符合以下两个标准的任何一种经验（包括急性的或慢性的）：其引发的情绪不堪忍受；其缺少亲密关系的避难所。[2] 这个定义很有力，因为如果你正在苦苦挣扎着想要尝试解决自己的创伤，你所能做的就是回答一个问题：那个体验是（或已经成为）不堪忍受的吗？如果你正想要帮助那些被创伤所困的人，那么该定义给了你一个清晰的行动方向：为其提供一个亲密关系的家园。下面我们展开说说这两部分。

第一个标准，即创伤在情绪上是不堪忍受的，解决了什么算是创伤性的问题，但没有将创伤这个词延伸到无意义。"难以忍受”是一个相当高的标准，譬如一家星巴克咖啡店没有南瓜风味拿铁或者一位教授出了高难度的化学考试题可能都无法满足这个标准。这个标准还允许当事人自己决定什么东西算是难以忍受的。

我们能从某样东西中幸存下来并不意味着那样东西就是可以忍受的。如果有东西是可以忍受的，就意味着我们做了两件事情：看穿了最初的情绪并且将其融入了我们生命中更大的故事框架。我们既感受了情绪情感，又整合了我们的记忆。而当有些事情难以忍受时，也并不意味着我们无法在其中存活下来；而是意味着我们要么无法洞见最初的情绪，要么无法成功地将其融入更大的生活故事，或二者兼而有之。因为这件过程并非总是即时发生的，它我们可能甚至都不知道当下这件事是难以忍受的，直到多年之后，它又通过行为表现出来，或者作为一种不断出现在我们的人际关系中并且阻碍我们生活的模式呈现出来。

第二个标准，即创伤缺乏一种关系的避难所，这有助于我们理解为什么席卷而来的经历会如此令人心碎，以及当我们或我们亲近的人遭受创伤时我们可以做什么。

要想理解什么是关系的避难所，可以先想想“避难所”这个词的含义。在印欧语系里，这个词的词根是 tkei，意思是“安置、定居”。我们的生活经历只有成为连贯的记忆，才能让我们参考并识别哪些事情已成往事。相比那些正在眼前发生的事情，它们需要被安置下来，需要有一个地方来栖身。

当我们的经历平平无奇或者很容易理解并整理时，它们就能相对容易地在我们的记忆里找到一处容身之地。我们的大脑通过一种有组织的方式为记忆归档。而当它们不堪忍受的时候，我们就需要帮助。我们需要帮助，因为我们的大脑需要处理那些它之前匆忙塞入的混乱、碎片化的记忆。我们需要帮助，因为我们需要检查那些被强行贴在记忆文档上的破坏性标签。于是，我们会转而向那些与我们有过类似经历的人求助如何理解这些信息的含义，以及在我们生命和记忆中可能的栖身之所。如果你曾经在自己离婚时去询问你的朋友怎么理解他们自己的离婚，那么你就是在寻求一个关系的避难所。如果你曾经用一句"天啊，我也这样过"来证实了某人的不知所措，那么你就是在提供一种关系的避难所。而当我们无法这样做的时候——因为我们无法让自己谈论所发生的事情，因为我们无法完整地记起来，或者因为我们求助的人不屑一顾——那么，那些原本难以承受的经历就会变得持久。

实际上，为我们的经历寻找一个栖身之所是神经系统的功能得以正常运转的关键。从第二章到第七章看下来，当难以忍受的事情变成持续性的，我们就会长时间地感到压力巨大，会长期崩溃，长期功能失调。

此时，你可能想知道寻找关系避难所的具体操作。我怎么才能找到呢？我是马上就需要吗，还是说如果我在几年后找到了也会有同样的作用呢？我是只需要一个关系的避难所吗？如果能找到，那么我就不用去做心理治疗了吗？

有时你会通过见心理治疗师而找到自己的关系避难所，有时你找到自己的关系避难所则完全出于偶然。马上就能找到当然很好，但有时迟到的关系避难所的作用反而更大。几乎从来没有什么一劳永逸的事情。创伤性体验的后遗症有点像是弹片：多年以后，你会在那些意想不到的地方找到散落的碎片。一个关系避难所会疗愈一个碎片伤口，不同的关系避难所会疗愈不同的碎片伤口。

重点是没有什么一成不变的规则可循。这可能看起来挺打击人的，但我觉得这正是魔力所在。那位每天都让你有归属感的一年级老师可以抵消你在家里觉得自己被忽视的事实；在你感到自己完全被上一段感情所困后，那位让你为晚餐挑选配乐的伴侣则能使你感到自由。当你觉得生命中的每个人都辜负抛弃了你的时候，那位总能准点到站，脸上挂着大大微笑的公交车司机则会提醒你世上还是有靠谱这回事的。让我们如此脆弱的众多原因之一就是我们既被关系所伤，又被关系疗愈。正如言者的一句无心之辞就能造成我们多年的羞于启齿，某人的一个善意之举也能抵消我们全然没被察觉的陈年情感。真相就是，通往关系避难所的钥匙全在我们自己手中。

虽然我们需要通过心理治疗帮助自己找到关系避难所，但这并不意味着有资格和我们谈论创伤的人士只有临床治疗师了。正如第一章里你看过的，临床心理学对于创伤那些支离破碎的理解若要进行修正，还有很长的路要走。所有的谎言，虚虚实实的真相，以及充斥社会的错误信息，也仍然潜伏在很多专业治疗师的办公室里。

几年前，我的婚姻开始分崩离析。我被这一丧失的影响强度所震惊。最近我搬家了，所以我需要找一位新的心理治疗师来帮我应对这一丧失。在我第三次还是第四次的咨询中，我坐在沙发上开始按照时间顺序来记录我对所发生的事情的怀疑。我的心理治疗师，是一位牛仔打扮的年长男性，在我说到一半的时候他打断了我，然后夸张地停顿了一下，为了有戏剧效果还向后靠在椅子上说。

"你一直都是这么糟，发现了吗？"

我眨了眨眼，完全呆住了，然后拿起我的包站了起来。

"嗯，我认为我们就到此为止吧，先生。"

他开始继续说，说我是如何自我封闭的以及这对我的恢复没有帮助。我把手举起来继续走出去，我甚至还没有走到走廊尽头就已经开始寻找另一个关系的避难所了。当我在电梯里的时候，我已经给一个朋友发短信抱怨了这位"治疗师"对我说的屁话，而朋友的回应让我找到了我的关系避难所。当我坐进自己车里的时候，我在大笑，部分原因是为了舒缓刚才发生之事的荒谬感，还有部分原因是这让我在这个人之前所遇到的心理治疗师都松了口气。我仍然会后怕地想，如果之前我遇到的是这位心理治疗师会发生什么。当我 17 岁时努力想要从性侵的创伤中恢复时，或者在我父亲突然离世的那六个月时间里，当惊恐发作无情地扼住了我的咽喉，以至于我会想到结束自己的生命是不是我摆脱惊恐发作的唯一方式时，如果那时的我遇到了这个人，而他又对我说我一直都这么糟糕透顶，我就会信了他的鬼话——百分之百地相信他的鬼话。

　　顺便说一句，这位心理治疗师可不是什么江湖游医。他有心理治疗和精神病学的双学位，还有哈佛大学的哲学博士学位，并且在全美最受好评的精神病院之一完成了住院医师的实习。我是在做完了尽职调查后才千挑万选出了这一位的。我说这些是因为我想让你们知道，一个人获得的几个学位和积累了多年的工作经验，并不能保证这个人准备好了向你提供所需的关系避难所。有时反而是你在电梯里发短信的朋友才能提供给你。更重要的一点是，如果你抱着"能为你难以忍受的经历提供安身之所的人只有专业临床工作者"这样的看法，那是非常危险的。首先，有专业证书有时不能保证会让你感到安全；其次，如果我们相信唯一能疗愈创伤的地方就是心理治疗师的办公室，那么我们就会错失自己一直都拥有的、和他人之间强有力的疗愈。

任何能为你提供关系避难所的人际关系，以及任何能帮你忍受那些不堪忍受之事的地方，都对你有治疗的作用。简单来说，治疗性关系就是一种联盟，成员们（心理治疗师和患者、教练和当事人、老板和雇员、朋友之间）为了一个共同的目标而联合起来，治疗性的干预就是用心照料，就像我们照料伤口或照料花园那样。"照料"这个词的英文"attend"源自拉丁文的 atendere，字面意思是"向着……伸展开来"。多么美好的理念啊！处在孤独和痛苦中时，我们可以向彼此伸出援手。我们可以向着战胜困难的方向或只是向着成长的方向联合起来，我们可以把自己的生命想象成花园里的植物并且学着如何去照料它们，我们可以一起把手刨进冰冷的土壤里，一起拔掉抢占空间的各种杂草，一起小心翼翼地选择并播种新的种子。

我曾经和两类与我几乎毫无共同点的群体开展过广泛的合作：战争后的退伍兵群体以及之前曾被收监的帮派成员。我以专门研究创伤的生活教练身份和两个群体成员共事，帮助他们重新融入社会。有时我们谈论未来，但是大多数的时候我们讨论现在——着眼当下，具体到此时此刻今天早上的地步。他们会告诉我，现在是如何被过去完全遮蔽起来的。我会把所有我能做的事情都做了：包括确证他们的话，去神秘化，以及教给他们方法和工具。我们会制订计划、排除困难，复盘我们微小的成功和巨大的失败。

让我没想到的是，当我这么做的时候，我经常听到的回应是："你懂我，MC，你懂我。"

听到这样的话常常让我非常震惊。表面上看，我肯定是不懂的，我不具备任何生活经历可以帮助我理解他们从一出生就是在帮派里，刚满 7 岁就被招募成了帮派一分子。我也没有任何生活经历能帮助我理解，四度进入伊拉克战场却因患上严重焦虑而被草草开除从而结束军旅生涯是什么感受。我认为他们真正想说的是："你和我是协调一致的。我们是盟友。你来到这里和我一起站在这个杂草丛生的花园前，在我感觉崩溃的时候，你帮我找寻杂草的所在，你伸出援手帮我拔掉杂草，我们一同照料并成长。"

我意识到，我不一定非要自己经历过才能"懂得"，共通的经历并非构成关系避难所的基础，协调一致才是基础。这意味着我们中的任何人都可以更好地了解如何与他人协调一致，我们中的任何人都可以学着发现经历中特别让人崩溃的碎片。我们可以学着如何指出这些碎片并且提问，如果我们能够做到，那么我们就可以像抱着 0.1 吨重的孩子那样抱一会儿他们，这样对方就能得空休息一下了。

在我写作本书时，我收到了一封相关研究人员发来的邮件。他在《国家地理》的文章中看到了我的一段话并对我的工作感到担忧。他在邮件中想让我知道，近期研究已经显示出创伤性脑损伤（traumatic brain injury，TBI）才是我们创伤性症状的真正根源，而留给我在生理学解释范畴之外来谈论创伤影响我们生活方式的时间已经不多了。他的前半句说错了：并非所有的心理创伤都可以溯源到 TBI。但我担心他的后半句说对了：用来倡导从新的角度理解创伤的时间已经不多了。

　　在第一章里，我们讲到了创伤研究史的各个阶段。而当我处于现在这个崭新的阶段时，我发现自己既有担忧，也有期许。

　　我的担忧就是，我们仍然在误解创伤的道路上跑得又快又远。犯错的事情一个不落地被我们做完了——我们认为创伤是脆弱的标志，认为它平平无奇而微不足道，诱发事件则是我们拥有自我毁灭本能的信号。我们不断地划出界线，将所有对创伤的讨论都丢进黑暗的冷宫。我们不是纠正自己偏航的路线，反而是再次将创伤变成了讨人厌的东西，在弃之不顾前还把认真研究的水又全都给搅浑了。我们把那些努力挣扎的人们又送回到黑暗之地，并把我们学到的所有东西都扫到地毯下面藏起来，这样当我们下一次意识到创伤不会自己消失，而我们需要面对它时，我们甚至都不能运用那些我们已经学会的东西。我的研究、教学、和来访者的咨询工作，以及这本书都是我摆脱噩梦的方式。

　　我的期许则是，我们利用目前这个正在对创伤增进认识的阶段，来建立一个理解并应对创伤的坚实基础。我们完全是在重新建构对创伤的讨论。我们开始对创伤抱以正确的理解，比如创伤是难以忍受的情绪体验，以及缺少一种亲密关系的避难所。这种理解变得如此普遍以致所有人都能明白。从青少年到老年人，我们学会了从不同的学科看待创伤，而不再是从单一学科的视角。我们从被操纵的历史中分辨出科学的部分，我们让自己头脑清醒并意识到创伤反应是根植于力量中的一种神经生物学适应；创伤反应只是我们面对巨大压力时的一种生物反应方式。而我们可以控制这种反应，并且在它尚未关闭时逆转它所能造成的破坏。对于在求生存模式下使用的应对机制，我们也不再感到羞耻。当我们有能力向任何人提供关系避难所时，我们也认真对待这个角色。

后　记

快乐是他的歌，快乐如此纯粹

他的星星之心可以掌舵

纯粹正在当下而当下如此真实

黄昏的手腕欢欣鼓舞

——E.E.卡明斯（E. E. Cummings）

我想让你看完这本书后学会六件事情，其中有五件事情我都已经说过了。

第一，无论你在挣扎和纠结什么，你都不是孤军奋战。

第二，请理解我们对创伤经历的反应是自发的，是保护性的，这些反应代表我们内在的力量，而不是软弱或者有精神障碍的标志。

第三，要有原谅自己的宽容。无论我们出于绝望或崩溃做出过什么事情。如果我们放不下羞耻感，那么我们就无法完成疗愈。

第四，知道我们能够重新连接大脑。即使我们一生都感到不安全和失控，也可以拥有安全和连接的体验。

第五，能够更好地理解我们疗愈自己（以及疗愈彼此）的方式，是通过学习如何识别那些不可忍受的事情并为其提供一个关系避难所。

第六，必须带着喜悦来做——微小的喜悦。

我认为有时我们误解了事物的尺度。我们以为大问题必然需要宏大的解决方案，当悲伤笼罩时，我们的快乐必须增长到与它相当的大小来抵消它。

喜悦是个锚——深沉、稳固、可靠。它沉入海底把我们拴在了海床上，所以我们并不会随波逐流飘向远方，而只能在周围晃荡。从船上，我们能看到的是船锚缆绳，和宽广的海面一比就显得微不足道了。然而这种反差其实无所谓，它并不需要像大海那样宽广也能把我们锚定在此。

父亲去世后，在我最终返回纽约市里的公寓时，我发现自己经常平躺在地板上，让悲恸的波涛撞击着我。我确信自己会被淹死，我的心会破碎不堪，世界则会停止运转。除了这些起伏的波涛、悲恸和伤痛，其他一切都将不复存在。但是慢慢地（正如一直以来的那样），世界又开始重新运转了，我会留意到身边一些微小的、可爱的事物。光线倾洒在地板上显出彩虹的方式，轻柔的毛圈地毯在我手指间被摩挲的方式，微风经过大大的窗户轻拂起窗帘，房间对面的蓝色花瓶，街上的欢声笑语，胃部涌上的轻微饥饿感，几乎让我大笑出来的某段记忆。

这些事情都没有让我的父亲起死回生，也没有把我从这场噩梦中唤醒。它们并没有消除我的焦虑或者加速悲恸的进程。它们什么都没有解决，但是它们确实锚定了我。它们把我拉回来了，确保我不会晃悠到太远的地方。它们提醒我虽然创伤的感觉像是望不到边的苦海，但是喜悦就在那里——它毫无道理地、恣意放肆地、不同寻常地一直在那里，所以我们所要做的就是面对这一切。

我没有讲太多我父亲的事，只挑出他去世的部分和大家分享，因为这是一本关于创伤的书，所以这也说得过去。他的骤然离世彻底地改变了我的人生轨迹。父亲的存在是让我整个人生的轨迹开始运转的原因。

我遭受的第一次丧失是我的毛绒兔子，我的兔子就叫兔兔。一次我们全家人都去看望上大学的哥哥，住在了一家旅馆里，结果我把兔兔放在枕头下面但是忘了带走。这个兔兔已经跟了我很久了，世界上唯一能够认出兔兔的人就是我。它的眼睛和耳朵全都掉没了，身体里装的那个发声盒已经很久很久都不出声了，里面填充的大部分棉花都已经跑出来了，就剩下瘪瘪的一层皮囊。它以前是白色的，但是后背的毛都被我撸秃了，显出脏脏的黄色。所以我们确实不能责怪旅馆的员工看不出这是一只毛绒兔子，更无法想象会有人把这玩意当成一位珍爱的朋友和知己。我就这样把它落在了旅馆，而服务员就这样把它扔掉了。

我那时八岁，我感觉自己失去了亲人。

　　那之后最艰难的就是上床睡觉时间了。没有了八年来兔兔给我的舒服陪伴，要去上床睡觉对我可真是个艰巨的任务。我穿上睡衣爬上床，开始听故事。20 分钟后，我会再爬下床泪流满面地下楼去。我开始胃痛，无法入睡，它怎么能真的就消失了呢？我还能像爱它一样再爱别的东西吗？我应该用一只新的兔兔来代替丢了的那只毛绒兔子吗？或者这样做是否不太尊重之前的兔兔？（我小时候可是个敏感的孩子呢。）

　　而我的父亲，那时他有六个孩子和一份全职的牙科实习工作，他之前才给我讲过睡前故事并且把我抱上床，此时正在享受他从早上六点起床后就一直忙到现在的自由时光，但他把一切都停下来和我坐在了一起，他向两个玻璃杯里倒进一些姜汁汽水，我们在厨房的桌子前并排坐着，就好像是在那种烟雾缭绕的酒吧里喝酒。我们就那么坐着谈心——谈这次巨大的丧失、谈它对于我小小的世界意味着什么，谈这个丧失引发的严肃问题。我们讨论了各种选择，我要不要再有一只新的兔兔？那会是什么样的兔兔呢？是以前那只兔兔的替代品吗？还是要完全崭新的毛绒玩具？有时我们就只是不说话坐着，小口地喝着姜汁汽水。

　　他从来没有评判过我，没有叫我别哭，也没有说我现在应该克服哀伤。他从来没有说过为这种事伤心太傻了，或者我应该为自己的敏感玻璃心而愧疚这种话。他就只是陪着我。

　　我清楚地记得自己意识到了一点，就是如果我能下决心确定要一个什么样子的毛绒兔兔，就代表着这件事已经过去了。而如果这件事过去了，就意味着不会再有和父亲一起开的酒吧夜谈会了。

有时人们会问我怎么花那么多时间在黑暗里——每天都在思考、研究和谈论创伤。

我通常会给对方一个比较无厘头的回答，但是我想其实那是因为黑暗不会吓到我。黑暗从来没有真的吓到过我。因为当我第一次遭遇黑暗的时候，爸爸就教过我不要和它对着干，你不要把它推开，不要让它吞噬你。

你就只是和它坐在一起。

最好是坐在一位你信任的人旁边，这个人能让你把自己对巨大丧失的敬畏分享出来，这个人能给你的杯子倒满姜汁汽水却从不给你家长式的说教让你克服过去，这个人能温和地提醒你恐惧并不是生命的全部，这个人会为你开着门让你能留意到那些微小的幸福——就像姜汁汽水的气泡在口中爆开的那种触感。这个人的存在本身就是一种微小的幸福。

致　谢

如果没有我的经纪人 Laura Yorke，就不会有这本书了，我相信她能把我当成客户，首先是因为我第一次给她写信就自称为"一个大学里的反骨流氓"。谢谢你啊，Laura，在整个过程里，你都让人感到无限安心。感谢 Sounds True 出版社的 Jennifer Brown，当时看见你戴着顶草帽参加了我们的推介会，立刻我就放松下来了，而且你在这个项目脱胎之前就看到了它的希望。感谢 Amy Rost 对本书的编辑，你就像是会魔法的仙女一样，踮起脚尖，挥挥魔杖就将我的文字变成了悦耳的音符。谢谢 Sounds True 出版社的编辑团队帮我把关了一切，并且确保书中所有的注释都万无一失。

感谢 Colin David Whyte，你不厌其烦地回复了我大概 500 条短信，都是回答我千篇一律的问题："嘿，要表达……意思的那个词怎么说来着？"你不断地提醒我，如果一个隐喻拿捏恰当就会更有效果；你还在第一版的手稿上做了细致的笔记，还会写下这样的评论："我想说的是……这里写得你好像是个混球，难道你是故意的？"比比皆是。

感谢 John Kim，你对我生活的影响信手拈来，以至于情况变得有点可笑。如果没有你，那么我完全不知道自己会变成什么样子。感谢我的来访者们，是你们的无畏精神让我每天都心怀谦卑。谢谢我的学生们，是你们定期让我重拾对人性未来的信心。感谢 Chris Rhoden，是你始终如一付诸行动，也感谢你成为我随心所欲发短信说"狡猾鸭子这游戏真好玩！"的人。

谢谢我的创伤抚慰羊驼，有你们陪伴，我才能在疫情这几年笑对人生并顺利度过（我希望是）。感谢 Lisa、Jake、Luke、Matt 和 Dan，你们都为此书兴奋不已，我想父亲还在的话，他也会为此激动的。

还要谢谢 Mark Griffin，是你帮助我从支离破碎中重新恢复过来，拥有了闪闪发光的小灵魂，谢谢在博尔德那间诡异酒吧里的谈话为这本书种下了一颗种子，谢谢那里好吃的大碗蛤蜊。好吧，感谢一切，有些东西是无法一一记述的。

注　释

引言

开篇语：Jalal al-Din Rumi, "There's Nothing Ahead," *The Essential Rumi*, trans. Coleman Barks (New York: HarperCollins, 1995), 205.

第一章

开篇语：Leslie Jamison, *The Empathy Exams: Essays* (Minneapolis: Graywolf Press, 2014), 5.

1. Abram Kardiner and Herbert Spiegel, *War Stress and Neurotic Illness* (New York: Paul B. Hoeber, 1947), 1.

2. Judith Herman, *Trauma and Recovery: The Aftermath of Violence—from Domestic Abuse to Political Terror* (New York: Basic Books, 1999), 7.

3. David J. Morris, *The Evil Hours: A Biography of Post-Traumatic Stress Disorder* (New York: First Mariner Books, 2016), 13–14.

4. Herman, *Trauma and Recovery*, 7.

第二章

开篇语：Tim O'Brien, *The Things They Carried* (New York:

Mariner Books, 2009), 36.

1. American Psychiatric Association, *Diagnostic and Statistical Manual of Mental Disorders*, 3rd ed. (Washington, DC: American Psychiatric Association Press, 1980), 236–238.

第三章

开篇语：Maurice Merleau-Ponty, "Eye and Mind," *The Primacy of Perception: And Other Essays on Phenomenological Psychology, the Philosophy of Art, History, and Politics*, ed. James Edie, trans. Carleton Dallery (Evanston, IL: Northwestern University Press, 1964), 162.

1. Sigmund Freud and Josef Breuer, *Studies on Hysteria*, trans. James Strachey et al. (New York: Basic Books, 2000), 35.

2. Abram Kardiner, *Traumatic Neuroses of War* (Mansfield, CT: Martino Publishing, 2012), 227.

3. Kardiner, *Traumatic Neuroses of War*, 223. Italics added for emphasis.

4. David J. Morris, *The Evil Hours: A Biography of Post-Traumatic Stress Disorder* (New York: First Mariner Books, 2016), 41.

第四章

开篇语：Emily Dickinson, "Pain—has an Element of Blank—,"

The Complete Poems of Emily Dickinson, ed. Thomas H. Johnson (Boston: Back Bay Books, 1976), 323.

1. American Psychiatric Association, *Diagnostic and Statistical Manual of Mental Disorders*, 3rd ed., revised (Washington, DC: American Psychiatric Association Press, 1987), 238.

2. Oisin Butler et al., "Trauma, Treatment and Tetris: Video Gaming Increases Hippocampal Volume in Male Patients with Combat-Related Posttraumatic Stress Disorder," *Journal of Psychiatry and Neuroscience* 45, no. 4 (July 2020): 279–287; Antonia Brühl et al., "Preventive Efforts in the Aftermath of Analogue Trauma: The Effects of Tetris and Exercise on Intrusive Images," *Journal of Behavior Therapy and Experimental Psychiatry* 64, no. 4 (September 2019): 31–35; Muriel A. Hagenaars et al., "Tetris and Word Games Lead to Fewer Intrusive Memories When Applied Several Days After Analogue Trauma," *European Journal of Psychotraumatology* 8, no. 1 (2017): doi .org /10 .1080 /20008198 .2017 .1386959; L. Iyadurai et al., "Preventing Intrusive Memories After Trauma Via a Brief Intervention Involving Tetris Computer Game Play in the Emergency Department: A Proof-of-Concept Randomized Controlled Trial," *Molecular Psychiatry*

23, no. 3 (March 2018): 674–682.

第五章

开篇语：Dietrich Bonhoeffer, *Letters and Papers from Prison,* 3rd English ed., ed. Eberhard Bethge, trans. Reginald Fuller et al., additional material by John Bowden (New York: Touchstone, 1997), 176.

1. Ralph Waldo Emerson, *Essays and Lectures* (New York: Viking Press, 1983), 471.

2. Ralph Waldo Emerson, *Journals of Ralph Waldo Emerson: With Annotations* (New York: Reprint Services Corporation, 1911), 150.

3. Emerson, *Journals of Ralph Waldo Emerson*, 157.

4. Emerson, *Journals of Ralph Waldo Emerson*, 151.

5. Emerson, *Essays and Lectures*, 473.

6. Leslie Jamison, *The Empathy Exams: Essays* (Minneapolis: Graywolf Press, 2014), 5.

7. Jacques Derrida, *The Work of Mourning*, trans. Pascale-Anne Brault and Michael Naas (Chicago: University of Chicago Press, 2001), 107.

第六章

开篇语：*Northern Exposure,* season 3, episode 5, "Jules et

Noel," directed by James Hayman, written by Joshua Brand, John
Flasey, and Stuart Stevens, aired October 28, 1991, on CBS.

1. Donald G. Dutton and Susan Lee Painter, "Traumatic Bonding:
The Development of Emotional Attachments in Battered
Women and Other Relationships of Intermittent Abuse,"
Victimology: An International Journal 6, no. 1 (January 1981):
146–147.

2. Sigmund Freud, "Beyond the Pleasure Principle," *The
Standard Edition of the Complete Psychological Works of
Sigmund Freud*, trans. James Strachey et al. (London: The
Hogarth Press and the Institute of Psychoanalysis, 1955),
12–13.

3. Freud, *The Standard Edition of the Complete Psychological
Works of Sigmund Freud*, 18.

4. Freud, *The Standard Edition of the Complete Psychological
Works of Sigmund Freud*, 23.

5. Freud, *The Standard Edition of the Complete Psychological
Works of Sigmund Freud*, 21.

6. Christopher Ricks, responding to Galen Strawson's lecture,
"We Live Beyond Any Tale That We Happen to Enact," April
11, 2010, Boston University, wbur.org/worldofideas/2010/04/

11/we-live-beyond-any-tale-that-we-happen-to-enact.

7. Bessel van der Kolk, *The Body Keeps the Score: Brain, Mind, and Body in the Healing of Trauma* (New York: Penguin, 2015), 32.

第七章

开篇语：Cus D'Amato, "The Coward and the Hero Feel the Same," *Against the Ropes*, December 29, 2015, youtube.com /watch?v = 1nwkTN1zFt4.

第八章

开篇语：Friedrich Hölderlin, as quoted by Martin Heidegger, *Poetry, Language, Thought*, trans. Albert Hofstadter (New York: Harper and Row, 1971), 223.

1. William James, "Hysteria," *Psychological Review* 1, no. 1 (1894): 199.

2. Robert Stolorow, *Trauma and Human Existence: Autobiographical, Psychoanalytic, and Philosophical Reflections* (New York: Routledge, 2015).

后记

开篇语：E. E. Cummings, "my father moved through dooms of love," *E. E. Cummings: Complete Poems (1913–1962)* (New York: Harcourt Brace Jovanovich, 1972), 520–522.